Uğur Şevik

Retina Görüntülerinde Yaşa Bağlı Makula Dej. Otomatik Bölütlenmesi

Uğur Şevik

Retina Görüntülerinde Yaşa Bağlı Makula Dej. Otomatik Bölütlenmesi

Türkiye Alim Kitapları

Impressum / Yayınevi adı
Bibliografische Information der Deutschen Nationalbibliothek: Die Deutsche Nationalbibliothek verzeichnet diese Publikation in der Deutschen Nationalbibliografie; detaillierte bibliografische Daten sind im Internet über http://dnb.d-nb.de abrufbar.

Deutsche Nationalbibliothek tarafından yayınlanan bibliyografik bilgiler: Deutsche Nationalbibliothek, bu yayını Deutsche Nationalbibliografie'de listeler; detaylı bibliyografik bilgi İnternet'te http://dnb.d-nb.de sitesinde mevcuttur.

Coverbild / Kitap kapağı resmi: www.ingimage.com

Verlag / Yayıncı:
Türkiye Alim Kitapları
ist ein Imprint der / yayınevinin bir ticari markasıdır
OmniScriptum GmbH & Co. KG
Heinrich-Böcking-Str. 6-8, 66121 Saarbrücken, Deutschland / Almanya
Email / E-posta: info@turkiye-alim-kitaplary.com

Herstellung: siehe letzte Seite /
Basım yeri: son sayfaya bakın
ISBN: 978-3-639-67063-9

Zugl. / Approved by: Trabzon, Karadeniz Teknik Üniversitesi, Yüksek Lisans Tezi, 2007

RETİNA GÖRÜNTÜLERİNDE YAŞA BAĞLI MAKULA DEJENERASYONUNUN OTOMATİK BÖLÜTLENMESİ

Uğur ŞEVİK

2007

ÖNSÖZ

Medikal cihazların verimli kullanılabilmesi için yazılımlarında buna paralel olarak geliştirilmesi gerekmektedir. Ülkemiz için böyle cihazların ve yazılımların üretilmesi önem arz eden bir yapılanmadır. Bu önem doğrultusunda, sağlık bilimleri alanında faydalı olabilecek bir çalışma yapma ihtiyacı duyulmuştur.

Tıbbi Görüntü İşleme yöntemlerinin kullanıldığı alanlardan biri olan retina analizi, göz muayenesinde çok önemli bir yer almaktadır. Özellikle uzman oftalmologların değişik göz hastalıklarına teşhis koyma adına analiz yaklaşımı vazgeçilmez bir yöntem olmuştur. Göz hekimlerinin, zamana ve dış etkenlere bağlı olarak retinada oluşan kanamalar ve değişik lezyonların teşhis ve tanı koyabilmeleri için retina resimlerini mutlaka incelemesi gerekmektedir.

Retinada bulanan ve sarı nokta diye de bilinen makula bölgesi, göze gelen ışığın mercekte kırılıp retina üzerinde düştüğü ve burada görüntünün oluştuğu bölgedir. Makula bölgesinde, zamana bağlı olarak dejenerasyon olayı görülebilir. Oluşan dejenerasyonun kuru ve yaş tip olmak üzere iki çeşit tipi vardır. Kuru tip dejenerasyon sonucunda meydana gelen sarı, küçük ve rastgele yapılarda bulunan drusen denilen yapılar oluşur. Drusenlerin bu düzensiz yapısı hakkında hekimlerin tamamen gözle görüp nicel verilere sahip olması zordur. Bu çalışmanın amacı, yaşa bağlı olarak meydana gelen kuru tip makula dejenerasyonunun (drusen) bölütlenerek, hastalığın mevcut durumu ve ilerleyişi ile ilgili oftalmologlar için bir karar destek sistemi geliştirmektir.

Konunun seçiminde fikir veren, maddi ve manevi desteğini esirgemeyen, gerek görüntülerin elde edilmesi, gerekse konu üzerinde tıbbi danışmanlığımı yapan sayın ağabeyim K.T.Ü Tıp Fakültesi Göz Hastalıkları ABD. Başkanı Prof. Dr. Hidayet ERDÖL'e tüm kalbimle teşekkür ederim. Her şeyden önce beni bu günlere getiren, her türlü fedakârlığı yaparak yetişmemi sağlayan biricik Ablama, sevgili Anneme ve Babama, sabır ve desteklerini eksik etmeyen eniştem ve yeğenlerime sonsuz teşekkür ve şükranlarımı sunarım.

Hayatıma anlam kazandıran, her daim bana destek veren ve tahammül eden çok sevdiğim eşim Setenay ŞEVİK'e sonsuz teşekkürlerimi sunarım.

Uğur ŞEVİK

İÇİNDEKİLER

ÖZET

İnsanoğlunun en önemli duyu organlarından biri olan göz, ilerleyen yaşa ve çevre faktörlerine bağlı olarak işlevselliği zayıflayabilir. Bu çalışmada, fundus kameralar ile hastalardan elde edilen retina görüntüleri üzerinde çeşitli görüntü işleme teknikleri kullanarak, ilerleyen yaşla ortaya çıkan Yaşa Bağlı Makula Dejenerasyonu (YBMD) sonucunda oluşan drusen adı verilen sarı parlak yapıların bölütlenmesi amaçlanmıştır. Bu amaç doğrultusunda, ilk olarak drusenlerin bulunduğu makula bölgesinin lokalizasyonu için optik diskin bulunması hedeflenmiştir. Optik disk bulunurken, optik disk üzerindeki damarların oluşturduğu kenar bilgilerinden faydalanmak için dikey kenar algılama filtreleri kullanılmıştır. Filtrelenmiş görüntü üzerinde dikey toplam parlaklık değeri histogramı hesaplanarak, parlak damar kenarlarının histogramda oluşturduğu maksimum değer tespit edilir. Bu maksimum değer büyük oranda optik disk üzerinden geçer. Böylece optik disk algılanıp makula ile olan geometrik ilişkisinden faydalanarak drusenlerin bulunduğu makula bölgesi lokalize edilir. Burada, bölütleme işlemine geçilmeden önce optik diskin eliminasyonunun gerçekleştirilmesi gerekmektedir. Bunun nedeni, drusenlerin parlaklık dağılımı ile optik diskin parlaklık dağılımlarının benzer olmasıdır.

Retina üzerindeki yapılar; damarlar, optik disk, makula, retina dokusu ve hastalıklı dokular olarak sıralanabilir. Amaç, hastalıklı dokuların tespiti olduğu için retina üzerindeki diğer dokuların eliminasyonu gerekmektedir. Bu amaçla, istatistiksel yöntemler ve bölge büyütme yöntemleri yardımıyla sağlıklı dokular bölütlenip, bölütlenen alanın tersi alınarak hastalıklı dokuların bölütlenmesi gerçekleştirilmiştir. Ayrıca, kullanılan bu yöntemler birbiriyle karşılaştırılarak çalışmanın sonuç kısmında verilmiştir.

Drusenlerin uzman oftalmologlar tarafından el ile bölütlenip nicel verilerin toplanması oldukça zordur ve zaman almaktadır. Yapılan bu çalışma ile drusenler hakkında alan bilgisi, zaman içerisinde ki değişim ve gelişim evrelerinin belirlenmesi gibi veriler kolayca elde edilebilir. Böylece oftalmologların, hastanın zamana göre takibi, uygulanılan tedavinin faydalı olup olmadığı ve dozajının uygunluğu hakkında karar vermesini kolaylaştıran bir karar destek sistemi geliştirilmiştir.

Anahtar Kelimeler: Yaşa Bağlı Makula Dejenerasyonu, YBMD, Optik Disk, İstatistiksel Görüntü İşleme, Medikal Görüntü İşleme, Bölge Büyütme

SUMMARY

Automatic Segmentation of Age-Related Macula Degeneration on Retina Images

Age-Related Macula Degeneration (ARMD) is one of the most common eye diseases causing the vision lost over 65 years old. In this study, a method is proposed to determine the drusens or ARMDs which occur as yellow-white small accumulation on the macula in the beginning of the disease. In the application, the optic disc is first detected in order to localize the macula region. For the finding of optic disc, we used the vertical edge detection filter to benefit from the knowledge of the edges of the disc which results from vessels. Hence, the maximum value is obtained from the histogram of the filtered image by calculating the vertical total intensity value. Then, the maximum value is used to determine the optic disc. Then, macular region including drusen is localized from geometrical relation between the optic disk and macula. Finally, the macula is located, and then the optic disc is eliminated to prevent the mis-segmentation because of the similarity between the intensity distribution of drusen and optic disk before the segmentation.

In addition to the pathological lesions, the texture of an eye consists of vessels, optic disc and macula. Since our aim is to determine the pathological lesions, the normal retinal textures should be eliminated. In order to do this, a statistical and region growing methods are employed to segment the healthy areas of the macula. Then, a simple vessel elimination method is also used to segment the vessels in the macular area. Hence, the healthy texture is first segmented, and then the segmented image is inverted to determine the degenerated area with drusen.

Manual segmentation of ARMD is quite difficult and takes long time to segment. Thus, the user may easily make mistakes during the segmentation of the degenerated area. Therefore, it may not be quite suitable in determination and examination of the changes of the drusens. Hence, the proposed methods are employed to segment the images automatically. Here, consecutive images from the same patient are also compared with each other to follow up the changes of the diseases.

Keywords: Age-Related Macula Degeneration, ARMD, Statistical Image Processing, Histogram, Region Growing, Medical Image Processing,

ŞEKİLLER DİZİNİ

Sayfa No

TABLOLAR DİZİNİ

Sayfa No

1. GENEL BİLGİLER

1.1. Giriş

Günümüzde ilerleyen teknoloji, gelişen donanım ve yazılım sistemlerinin desteği ile tıp alanındaki gelişmeler oldukça artmıştır. Özellikle, Tıbbi Görüntü Analiz ve İşleme sistemlerinde oldukça yol alınmıştır. Bu alanda kullanılan güçlü donanımın yanı sıra bu donanımlar yardımıyla çok daha hızlı çalışan, güçlü melez yöntemlerin kullanıldığı yazılımlarda geliştirilmeye başlanmıştır.

Tıbbi Görüntü İşleme yöntemlerinin kullanıldığı alanlardan biri olan retina analizi, göz muayenesinde çok önemli bir yer almaktadır. Özellikle uzman oftalmologların değişik göz hastalıklarına teşhis koyma adına analiz yaklaşımı vazgeçilmez bir yöntem olmuştur. Göz hekimlerinin, zamana ve dış etkenlere bağlı olarak retinada oluşan kanamalar ve değişik lezyonların teşhis ve tanı koyabilmeleri için retina resimlerini mutlaka incelemesi gerekmektedir.

Retinada bulanan ve sarı nokta diye de bilinen makula bölgesi, göze gelen ışığın mercekte kırılıp retina üzerinde düştüğü ve burada görüntünün oluştuğu bölgedir. Makula bölgesinde, zamana bağlı olarak dejenerasyon olayı görülebilir. Oluşan dejenerasyonun kuru ve yaş tip olmak üzere iki çeşit tipi vardır. Kuru tip dejenerasyon sonucunda meydana gelen sarı, küçük ve rastgele yapılarda bulunan drusen denilen yapılar oluşur. Drusenlerin bu düzensiz yapısı hakkında hekimlerin tamamen gözle görüp nicel verilere sahip olması zordur. Bu çalışmanın amacı, yaşa bağlı olarak meydana gelen kuru tip makula dejenerasyonunun (drusen) bölütlenerek, hastalığın mevcut durumu ve ilerleyişi ile ilgili oftalmologlar için bir karar destek sistemi geliştirmektir.

Çalışmada, kullandığımız yöntemler istatistiksel dağılımların karşılaştırılması ve bölge büyütme yöntemi temeline dayanmaktadır. İstatistiksel dağılımların karşılaştırılması yönteminde retinada sağlıklı dokuları temsil eden en küçük Karakteristik Temsil İmgesi (KTİ) diye adlandırdığımız nxn'lik bir doku parçası seçilir. Bu karenin seçilmesinde belli adımlar vardır. Resimdeki sağlıklı bölgelerden rastgele 2x2 boyutundan 50x50 piksel boyutuna kadar kareler taranıp bunların optimize toplam hataları hesaplanır. Hata değeri olarak en düşük kare, en uygun kare olarak seçilir. Bu karenin, ortalama parlaklık değeri ve frekansı, standart sapması, varyansı, maksimum parlaklık değeri ve frekansı gibi istatistiksel değerleri bulunarak, bu değerlerin retinadaki tüm sağlıklı bölgeler ile aynı değerlere sahip olduğu ve sağlıklı bölgeyi temsil ettiği kabul edilir.

Sağlıklı bölgelerin bölütlemesi yapılırken damarlar ve diğer retina yapıları elimine edilerek sadece drusenlerin kalması sağlanır. Taralı bölgenin tersi alındığında drusenler bölütlenmiş olur. Bölütlenen bölgenin piksel bazında alan bilgisi, karşılaştırma ve karar verme aşamasında hekim için önemli bir referans bilgisidir.

Çalışmanın ilk bölümü genel bilgiler olup; göz ve retinanın yapısı, yaşa bağlı makula dejenerasyonu, kullanılan görüntü işleme teknikleri hakkında genel bilgiler verilmiştir. İkinci bölümde; optik diskin bulunması için dikey kenar filtreleri, Karakteristik Temsil İmgesinin hesaplanması, istatistiksel dağılımların histogramlar aracılığıyla karşılaştırılıp bölütlemenin gerçekleştirilmesi ve bölge büyütme yöntemlerinin çalışmada kullanımından bahsedilecektir. Üçüncü bölümde; alına sonuçlar ve diğer yöntemlerle karşılaştırmalar yapılmıştır. Son bölümde ise; gelecek çalışmalar ve önerilere yer verilmiştir.

1.2. Göz ve Yapısı

Görme işlemini, mükemmel bir sistem içerisinde gerçekleştiren göz, etrafımızda meydana gelen olayları beyne iletmekle görevli olup, beyin ile dış çevre arasındaki en büyük köprülerden biridir. Genel yapısıyla, gözü bir analog fotoğraf makinesine benzetecek olursak, ön kısımdaki mercek görüntüyü arka kısımdaki hassas bölgeye yansıtmakla görevlidir. Bu bölgede, fotoğraf makinesinde ışığa duyarlı fotoğraf filmi yer alırken, gözde retina tabakası bulunmaktadır. Retinaya düşen görüntüler buradaki milyonlarca sinir ucu tarafından alınarak beyindeki görmeyle ilgili merkeze iletilmekte ve görüntü algılanmaktadır. Fotoğraf makinesinde ise, görüntüsü alınan cismin uzaklığına bağlı olarak yapılması gereken odaklama ayarı, merceğin ileri geri oynatılmasıyla yapılırken, göz bu işlemi merceğin kırma derecesini değiştirerek sağlamaktadır. Işık yoğunluğu karşısındaki düzenlemeler fotoğraf makinesinde diyaframın açıklığının değiştirilmesiyle sağlanırken, göz bunu, iris adı verilen renkli kısımla sağlamaktadır.

Göz bu kadar karmaşık işlemi çok küçük bir yer işgal ederek gerçekleştirir. Yaklaşık 2.5 cm. çapında küresel bir yapı taşıyan göz, kafanın ön kısmında kaş kemeri, elmacık kemikleri ve burun kemeri arasında oluşan göz çukurunun içinde yer alır.

Gözün ön kısmı hariç tüm çevresini sklera adı verilen beyaz ve sert renkli bir tabaka oluşturur. Ön kısmı, kornea adı verilen saydam bir tabaka ile kaplanmıştır. Göz bebeği denilen açıklık ve bunu çevreleyen renkli tabaka (iris) korneanın arkasında yer alır. İrisi kontrol eden kaslar, korneadan giren ışığın şiddetine göre, ortada açıklığın (göz bebeği) genişliğini ayarlar. Buradan giren ışık irisin arkasında yer alan göz merceğinden geçerek gözün arka kısmındaki retina tabakasının üzerine düşer. Göz merceği görmenin net olabilmesi için odaklama görevini kendi şişkinliğini azaltıp arttırarak gerçekleştirir. Kalınlığı arttığı zaman kırma derecesi (diyoptri) artar, diyoptriyi azaltmak istediği zaman da kalınlığını azaltır.

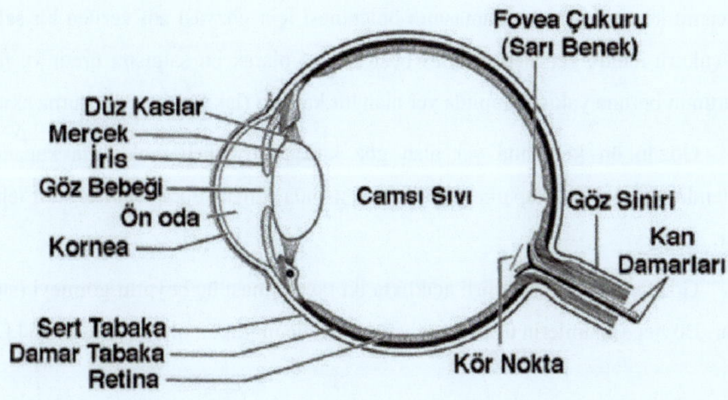

Şekil 1. Gözün Yapısı

Kornea ile göz merceği arasındaki odacıkta (ön kamara) saydam bir sıvı bulunur. Sürekli olarak üretilen bu saydam sıvı, kornea ile irisin birleştiği köşedeki açıklıktan Schlemm kanalı ile kana karışır. Bu sıvının basıncı vücudumuz tarafından ayarlanmaktadır.

Göz küresinin içi, jelatin kıvamında saydam bir madde (corpus vitreum) ile doludur.

Gözün arka iç kısmını retina denilen 10 kattan oluşmuş bir tabaka kaplar. Retina tabakasını sklera ile retina arasında yer alan damar tabaka (choroid) besler. Fotoğraf filmine benzetilen bu tabakadaki rod hücreleri ışığı kon hücreleri ise rengi algılar. Rod hücreleri kon hücrelerinin yaklaşık 20 katı kadardır. Arkada göz merceğinin karşısına gelen kısım (fovea) biraz çukur yapıdadır. Kon hücrelerinden yoğun olan bu kısımda, sarı leke (makula lutea) denilen ve merkezi görmeyi sağlayan bölgede yer alır.

Kon ve rod hücreleri üzerlerine gelen ışığı elektrik uyarıları haline çevirir. Buradaki sinir uçları birleşerek optik sinir adını alır ve elektriksel uyarıları beyindeki görme merkezine ulaşır ve böylece görünen madde algılanmış olur.

Görmenin daha güçlü olması için görüntünün olabildiğince sarı leke üzerine düşmesi tercih edilir. Bunun için de gözün, görülmesi istenilen cisme yönlenmesi gerekir. Göz bu hareketini sklera tabakasına yapışan 6 adet kasla sağlar.

Gözün ön kısmındaki saydam tabakanın ve dışarıyla temas eden kısımların korunması için konjonktiva adlı ince bir zarla kaplanmıştır. Gerek bu tabakanın ve gerekse korneanın korunması ve kurumasının önlenmesi için gözyaşı adı verilen bir salgı üretilir. Göz çukuru içinde yer alan gözyaşı bezi sürekli olarak bu salgısını üretir ve fazlası, göz çukurunun buruna yakın kısmında yer alan bir kanalla (lakrimal kanal) burna akıtılır.

Gözün ön kısmında yer alan göz kapakları belirli aralıklarla kapanarak gözü nemlendirme görevini yaparken tehlike karşısında refleksle kapanarak gözü tehlikelerden korur.

Gözün birbirinden belirli açıklıkta iki tane olması üç boyutlu görmeyi (stereoskopi) sağlar. Böylece cisimlerin uzaklığını belirlemek de mümkün olabilmektedir [1],[2].

1.3. Retinanın Yapısı

Retina, göz küremizin içini kaplayan, ince yarı saydam ve hafif pembe-kırmızı renkli bir zardır. Kornea ve mercekten kırılarak geçen ışınlar buraya düşerek görüntünün elektrik sinyallerine çevrilip beyne gönderildiği yerdir. Kalınlığı 0.56-0.1 mm arasında değişir. Retina temelde iki ana katman olan iç duyusal tabaka (nörosensoriyel) ve dış pigmentli tabakadan oluşmaktadır. İç duyusal tabaka 10 ayrı hücresel katmandan oluşmuştur. Görüntünün düştüğü nokta 9. kattadır. Bu noktanın çapı yaklaşık 1 milimetredir.

Işığın algılanması için gerekli elektrokimyasal reaksiyonlar temelde duyusal tabakada meydana gelir. Duyusal tabakanın en dış tabakasında ışığı algılayan fotoreseptör hücreleri yer alır. Fotoreseptör hücreleri görünür ışığı dalga boyuna yani rengine uygun olarak elektrik enerjisine çevirir. Bu uyarılar da retinanın en iç tabakasında yer alan gangliyon hücreleri tarafından yapılır. Koni ve rod (baton) hücreleri olmak üzere iki çeşit fotoreseptör hücresi vardır.

Rod hücreleri, alacakaranlıkta görmemizden sorumludur ve objeleri, siyah ve beyazın değişen tonlarında görmemizi sağlar. Rod hücreleri 110-125 milyon kadardır. Koni hücreleri ise hafif ışığa bile yanıt verebilirler ve parlak ışıkta ince detayları ve renkli görmemizi sağlar. Koni hücrelerinin sayısı 6.3-6.8 milyon kadardır. Retinanın değişik bölgelerinde rod ve koni hücrelerinin yoğunlukları farklıdır. Fovea (sarı nokta) denilen ve keskin görmemizin meydana geldiği bölgede rod hücresi bulunmaz burada koni hücreleri bulunur. Retinanın merkezinden uzaklaşıldıkça koni hücrelerinin yoğunluğu azalır rod hücrelerinin ise artar.

Nokta büyüklüğünde bir toz taneciğine ya da yüksek bir tepeden uçsuz bucaksız bir manzaraya da bakılsa, görülen görüntü retina üzerindeki 1 milimetrekare genişliğinde, sarımtırak bir bölge olan makula (macula lutea) üzerine düşer. Bu bölgenin çapı yarım milimetreden (0.4 mm.) daha küçüktür. Merkez bölümünde retina incelmiştir ve hafif bir çukurluk gösterir. Bu yere sarı nokta (fovea centralis) adı verilir. Burası görüntünün en net olduğu merkezdir. Bu alan tamamen koni hücrelerinden oluşur. Görüntü içindeki yüzlerce renk, şekil ve derinlik bu küçücük bölgede en keskin halini alır. Foveanın dışında görme keskinliği 5-10 kat düşer. Bir cisme dikkatle bakıldığında, gözler bu cisimden gelen ışınları fovea üzerine düşürecek şekilde hareket ederler. Gözün hareketli olması da buna yardımcı olur. Foveadaki hücreler çoğunlukla yaşa bağlı makula dejenerasyonu denilen hastalıkta zarar görebilir.

Işığın belli renklerine özellikle yoğun biçimde reaksiyon veren üç ana koni grubu bulunmakta olup bunlar mavi, yeşil ve kırmızı koniler olarak sınıflandırılırlar. Kırmızı, mavi ve yeşil, doğada bulunan üç ana renktir. Bu renklerin farklı kombinasyonlarda ve tonlarda bir araya gelmeleri sonucunda diğer renkler oluşur. Kırmızı ve yeşil renk karıştırıldığında ortaya sarı renk çıkar. Pigment hücreleri de bu temel fizik kuralına göre çalışırlar; kırmızıya ve yeşile duyarlı olan konilerin eşit ölçüde uyarılmaları sarı renk algısını yaratır. Kırmızı, mavi ve yeşil konilerin eşit uyarılması beyaz renk algısını yaratır. Üç ana rengi algılayan hücrelerin farklı şiddetlerde ve kombinasyonlarda uyarılmaları ile insan hayatındaki bütün renkler ortaya çıkar.

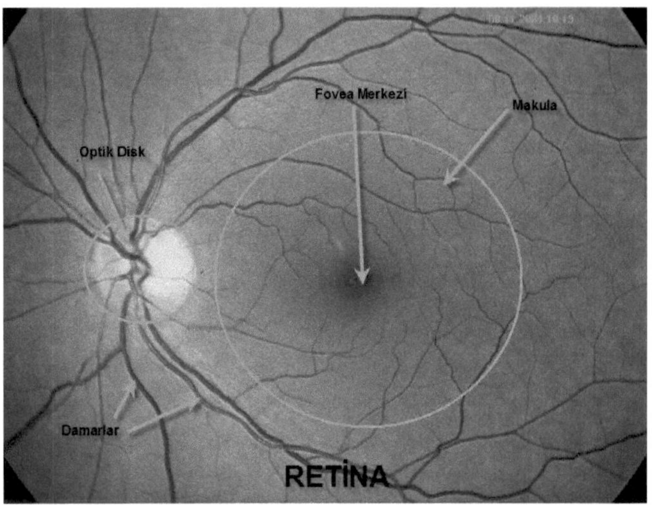

Şekil 2. Retinanın Yapısı

Retina üzerindeki optik disk, makula ve damarlar Şekil 2.'de görülmektedir.

Retinaya gelen görüntü direk olarak beyne iletilmez. Gelen görüntü öncelikle parçalanır ve parçalanmış görüntü tekrar beyinde birleştirilir. Gelen görüntünün sol tarafına ait olanı retinanın sağ tarafına, sağ taraftaki görüntü de retinanın sol tarafına düşer. Parçalar buradan ayrı ayrı beyne gönderilip burada yorumlanır.

Bir cismi görebilmek için göze giren ışık enerjisinin sinir uyarılarına dönüştürülmesi gerekir. Göze gelen ışınlar, bazı kimyasal ve elektriksel reaksiyonları başlatıcı fiziksel bir uyarılmaya neden olurlar. Bu uyarılma sonucu meydana gelecek olan görme olayı, koni ve rod hücrelerinde rodopsin olarak adlandırılan ve kökeninde A vitamini bulunan bir pigmente bağlıdır. Ağ tabakaya çarpan ışık, rodopsinin renksizleşmesine neden olur. Bu renksizleşme sonucunda sinir hücrelerini uyarma özelliği olan kimyasal bir madde açığa çıkar. Yoğun ışıkta özelliğini yitiren rodopsin, karanlıkta yeniden oluşur. Karanlık bir salona girildiği zaman kısa bir süre için görme olmaz. Bunun nedeni gözlerde o an yeterli rodopsin oluşmamasıdır. Bu maddenin yeniden sentezlenmesi ile görme tekrar netleşir. Yeteri kadar rodopsin üretilene kadar göz karanlıkta net göremez. Rodopsin dengesinin kurulması ile şekiller gittikçe daha belirginleşir. Karanlıktan tekrar parlak ışığa geçildiği zaman rodopsin birdenbire beyne çok miktarda ışık gönderir ve görüş parlaklaşır. Şiddetli ışıkta rodopsinin parçalanması sentezlenmesinden çok daha hızlı olduğu için görmede aksaklık olur. Örneğin güneşli ve karlı havada oluşan göz kamaşmasının nedeni rodopsindir. Rodopsinin çoğu deforme olduktan sonra, beyne daha az sinyal gönderilmeye başlanır ve gözler ışığa adapte olur.

Maksimum göz keskinliğine sahip bir kişi, iğne ucu kadar parlak iki nokta arasındaki bir milimetrelik mesafeyi on metreden algılayabilir.

Retinanın uyarılması sonucunda dört tip görüntü özelliği algılanır. Bunlar ışık, kontrast, şekil ve renktir.

1.3.1. Retinanın Işık Algılama Özelliği

Rod hücreleri düşük şiddette ışığı koni hücrelerinden daha iyi algılarlar. Alacakaranlıkta görmemizi sağlayan hücreler rod hücreleridir. Parlak ışıkta ise koniler etkilidir. Gece gören hayvanlarda rod hücreleri çok daha fazladır.

1.3.2. Retinanın Şekil Algılama Özelliği

Çevremizdeki cisimlerin şekil ve hacimleri koni hücreleri sayesinde algılanır. Şekillerin keskinliği, konilerin birbirine yakın olarak yer aldığı foveada en yoğundur.

1.3.3. Retinanın Kontrast Algılama Özelliği

Kesin sınırlarla ayrılmamış bölgeler arasındaki küçük aydınlatma değişikliklerini algılama yeteneği son derece önemlidir. Birçok hastalıkta kontrast duyarlılığı kaybı görülür ve bu durum hastayı görme keskinliği kaybından daha fazla rahatsız eder.

1.3.4. Retinanın Renk Algılama Özelliği

Işığın farklı dalga boylarının beyin tarafından ayrı ayrı yorumlanması sonucunda renk kavramı doğar. Gözün içinde bulunan ışık alıcısı retina, dalga boylarını ayırt ederek renkleri görmemizi mümkün kılar.

1.4. Yaşa Bağlı Makula Dejenerasyonu (YBMD) Hastalığı

Makula, sarı nokta da denilen ve keskin görmeden sorumlu retina tabakasının ortasında çok küçük bir alanı kapsamaktadır. Karşıya bakıldığında kornea ve lens tarafından ışık makulaya odaklanır. Görme, merkezde daha keskin kenarlara doğru ise daha zayıftır. Makula dejenerasyon işte bu sarı noktanın hasar görmesi sonucu ortaya çıkan bir hastalıktır.

Makula dejenerasyonun gelişmesinde temel risk faktörü ilerleyen yaştır. Gelişmiş ülkelerde özellikle 50 yaş üzerindeki popülasyonda ciddi görme kaybına yol açan bir retina hastalığıdır. Makula dejenerasyonu, batılı ülkelerde 65 yaş üzerinde en sık gerçekleşen görme kaybı sebebidir. Ağır görme kaybı yaşla birlikte artış göstermektedir. Bunun yanı sıra aile genetiği, cinsiyet (kadınlarda daha fazla), açık renkli göz, hipertansiyon, kalp hastalığı, sigara kullanımı ve UV ışınları da risk faktörleridir.

Makula dejenerasyon, makulanın dejenere olması sonucu meydana gelir. Makula dışında kalan retina alanları sayesinde çevresel görme korunur. Bu nedenle makula dejenerasyon tam olarak bir körlüğe yol açmaz, ancak yakın çalışmayı ve okumayı çeşitli optik yardımcı cihazlar olmadan imkansız hale getirebilir.

Makula dejenerasyonunun en sık görülen şekli, atrofik tiptir bu tipe kuru tip makula dejenerasyon da denir. Bu tipte görme kaybı yıllar içerisinde gelişir. Atrofik bulguların başlangıcından yaklaşık 10 yıl sonra görme 0.1 seviyesine iner. Kuru tip makula dejenerasyonunda, drusen denilen küçük, yuvarlak ve beyaz-sarı renkte birikintiler oluşur. Amacımız, drusen denilen yapıları bölütleyerek bunların alan ve şekil bilgisini elde etmektir.

Makula dejenerasyonunun daha az sıklıkta görülen tipi eksüdatif tiptir. Bu tipe yaş tip makula dejenerasyon da denilir. Yaş tip makula dejenerasyon daha az görülmekle birlikte görmede ani bir azalmaya neden olmaktadır yapar. Gözün arkasında retinayı besleyen kan damarları ile retina arasında ince bir zar vardır. Bu zarın yırtılması ile birlikte damarlar makulaya doğru ilerleyerek fotoreseptör hücrelerde hasar oluşturabilirler.

Eğer makulada hasar meydana gelirse, keskin görmemiz bozulur. Bu durum bir fotoğrafın tam ortasında bulanık bir alan varmış gibi bir durum yaratır. Ancak periferik görme yani kenardan görme bozulmaz.

Eğer hastalık tek gözde ve başlangıç aşamasında ise durum hasta tarafından fark edilmeyebilir. Görme bozukluğu olarak aşağıdakiler izlenebilir:

- Bulanık ve puslu görme,
- Elektrik direkleri, kapı-pencere kenarları, yazıların satırları gibi düz çizgilerin dalgalı görünmesi,
- Görme alanın ortasında Şekil 3.'deki gibi karanlık ya da boş bir alanın belirmesi,

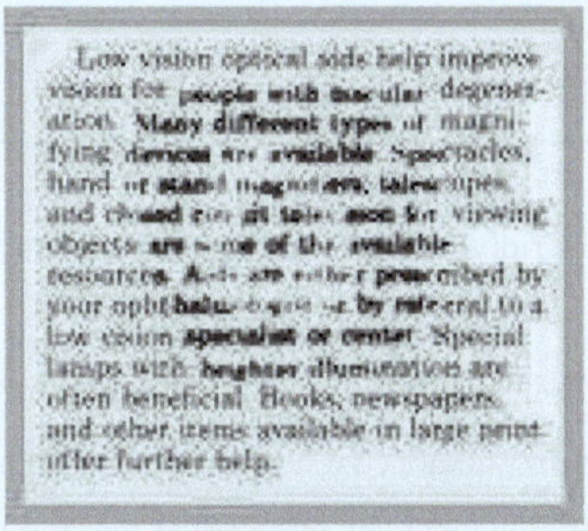

Şekil 3. YBMD hastalığına sahip hastanın gördüğü görüntü

Makula dejenerasyon herkeste aynı şekilde ilerlemez ve bulgu vermez. Bazı kişilerde tek bir gözde görme bozulduğu halde diğer gözde uzun yıllar boyunca herhangi bir bozukluk izlenmezken bazı kişilerde ise kısa zamanda her iki gözde tutulum olabilir.

Görme keskinliğinde bir azalma hissedildiğinde hekim görme fonksiyon derecesini anlamak için çeşitli testler yapar. Makula dejenerasyon, oftalmoskopi denilen yöntem ile ya da çeşitli merceklerle makulanın incelenmesi sonucu anlaşılabilir. Bazı olgularda fundus fluoresein anjiografi denilen ve damardan renkli bir ilacın verilmesi ile ilacın retinadaki kan damarlarındaki dolaşımının görüntülenmesi prensibine dayanan bir tetkik gerekebilir. Kısaca FFA denilen tetkik sonrasında eğer varsa kan damarlarının yerleşimi rahatça saptanabilir.

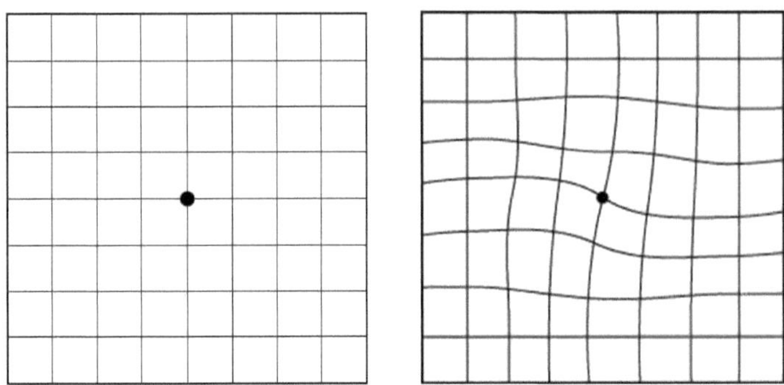

Şekil 4. Amsler Grid ve YBMD hastalarının Amsler Grid'i görme şekli

Bazı durumlarda hekimler Şekil 4.'de verilen Amsler Grid (ızgarası) denilen bir kâğıda yakın gözlüklerinizi takarak ve her iki gözünüzle ayrı ayrı belli aralıklar içerisinde bakmanızı isteyebilir. Bundan istenen amaç erken tanı koymaktır.

Kuru tip makula dejenerasyon için belirgin tedavi edici olan herhangi bir tedavi yöntemi yoktur ancak çeşitli vitamin ve element takviyelerinin ve bazı antioksidan özelliğe sahip olan ilaçların hastalığın gidişini yavaşlatabildiği söylenmektedir.

Daha az sıklıkla rastlanmakta olan yaş tipinde anormal olarak gelişme gösteren ve makulaya yarar yerine zarar veren damarların çok erken dönemde yakılarak geriletilmesi mümkündür. Eğer bu damarlar tam sarı nokta altında ise yapılacak lazer tedavisi erken dönemde görmenin hızla azalmasına neden olur. Ancak ileride gelişecek görme bozukluğundan belli bir oranda koruma sağlar. Lazer tedavisinin gerekliliği ve faydası kişiden kişiye de değişkenlik gösterebilmektedir [5].

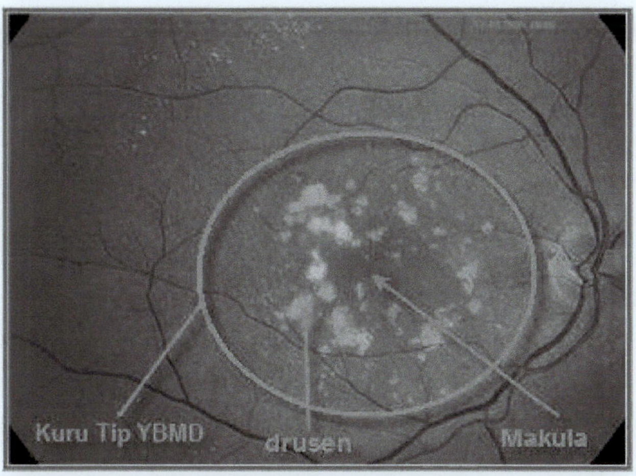

Kuru tip Makula Dejenerasyonu

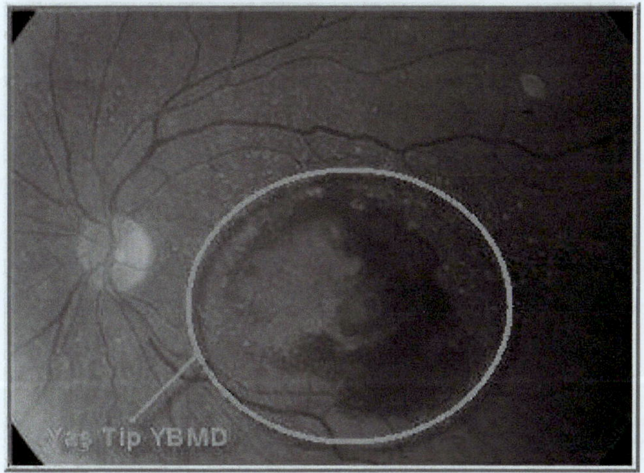

Yaş tip Makula Dejenerasyonu

Şekil 5. Yaşa Bağlı Makula Dejenerasyonu tipleri

Son yıllarda tam sarı nokta altında gelişen yeni damarların geriletilmesi için bazı yeni tedavi yöntemleri geliştirilmektedir. Bir kısmında yeni bazı ilaçlar kullanılmakta iken, bazılarında yeni lazer tedavi yöntemleri kullanılmaktadır. Klinik olarak en yaygın ve kabul gören tedavi yöntemi olan, fotodinamik tedavide vücuda, damardan verteporfirin (visudyne) adı verilen bir ilaç verilir. Bu ilaç lazer ışığını normal insan dokularından daha kolay emer. Retina altında yer alan patolojik damarlar bu fotosensitif ilacı çevre dokulardan daha yüksek oranda içermektedir. Bu bölgeye uygulanan lazer ışığı seçici olarak bu patolojik dokuyu etkiler. Başarı şansı yaklaşık %50'ler civarındadır ve zaman içerisinde tekrarlanması gerekebilir. Bu tedavi yöntemine, göz içerisine enjekte edilen kortikosteroidli ilaçlar da eklenebilir, bu durumda başarı şansında bir miktar artış ve tekrar yapma gerekliliğinde bir miktar azalma saptanmıştır. Ancak bu durumda göz içi basıncında artış olabilmektedir.

Bu tür hastalar hiç bir zaman bu hastalıktan dolayı tam olarak kör olmazlar çevresel görme sayesinde temel gündelik işler yardımsız yerine getirilebilir. Ancak okumak ya da uzağı daha net görmek için çeşitli optik destek cihazlarına gerek olabilir [3],[4], [5].

1.5. Kullanılan Görüntü İşleme Teknikleri

Görüntü işleme, kaydedilmiş olan dijital (elektronik) görüntü verilerini, elektronik ortamda analiz ederek amaca uygun şekilde değiştirmeye yönelik yapılan bilgisayar çalışması olarak tanımlanabilir. Görüntü işleme yöntemleri mevcut görüntü ve grafikleri değiştirmek, bölütlemek veya iyileştirmek için kullanılır.

Görüntü işleme sistemlerinin çalışmasında birçok işlem basamakları vardır. Bu temel basamakları Şekil 6.'da gösterilmiştir [6].

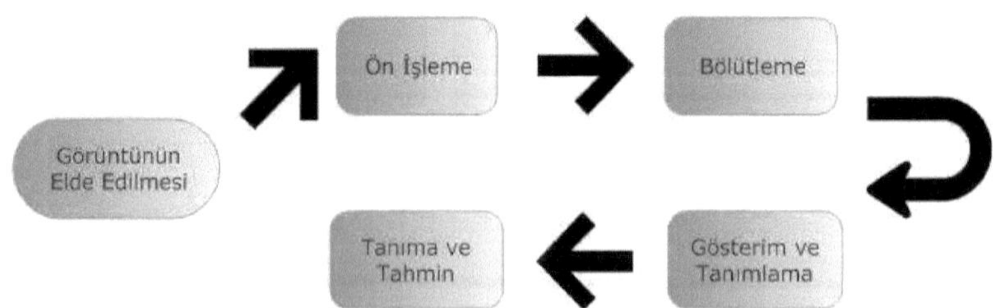

Şekil 6. Görüntü işleme adımları

Görüntü işlemede ilk adım, görüntüyü gerçek dünyadan (analog) dijital ortama cihazlar yardımıyla almaktır. Bu cihazlarda, bir görüntü algılayıcı ve algılanan görüntüyü sayısal hale dönüştüren birim bulunmaktadır. Eğer görüntü sensörü görüntüyü doğrudan sayısal hale dönüştürmüyorsa, elde edilen görüntü analog görüntüdür. Bir analog/sayısal dönüştürücü yardımıyla sayısal hale dönüştürülebilmektedir. Günümüzde ise, dijital fotoğraf kameraları sayesinde gerçek dünyadan direk olarak sayısal görüntü elde edilebilir.

Sayısal görüntü elde edildikten sonraki ilk basamak ise ön-işlemedir. Ön-işleme, elde edilen sayısal görüntüyü kullanmadan önce daha başarılı bir sonuç elde edebilmek için, görüntünün bazı ön işlemlerden geçirilmesidir. Ön-işlemeye örnek olarak; kontrastın ayarlanması, görüntüdeki gürültülerin azaltılması veya yok edilmesi, görüntüdeki bölgelerin birbirinden ayrılması gibi yöntemler verebiliriz.

Ön-işlemler bittikten sonra bölütleme (segmentation) basamağına geçilir. Bölütleme, görüntüdeki bir nesnenin, zeminin veya görüntü içerisindeki ilgilenilen değişik özelliklere sahip bölgelerin birbirinden ayrıştırılması işlemidir. Bölütleme işlemi görüntü işlemenin en zor aşamalarından bir tanesidir. Bölütleme yöntemlerinin sonuçlarında belli bir hata oranı olabilmektedir. Bölütleme bir görüntüdeki nesnenin sınırları, şekli veya o nesnenin alanı gibi ham bilgiler üretir. Görüntü içerisindeki nesnelerin şekilleri ile ilgileniliyorsa, bölütleme yönteminin o nesnenin kenarları, köşeleri ve sınırları hakkında bilgi vermesi beklenir. Fakat görüntü içerisindeki nesnenin yüzey kaplaması, alanı, renkleri, iskeleti gibi iç özellikleriyle ilgileniliyorsa bölgesel bölütleme kullanılması gerekir. Örüntü (pattern) tanıma gibi oldukça karmaşık problemlerin çözümü için her iki bölütleme metodu da bir arada kullanılması gerekebilmektedir [7], [8].

Bölütleme'den sonraki basamak, görüntünün gösterimi ve tanımlanmasıdır. Ham verilerin görüntüde ilgilenilen ayrıntı ve bilgilerin ön plana çıkarılması ile yapılır.

En son kısım ise tanıma ve yorumlamadır. Bu aşamada ise görüntünün içerisindeki nesnelerin veya bölgelerin önceden belirlenen tanımlamalara göre etiketlendirilmesidir.

Görüntünün alınması ve gösterilmesi dışında görüntü işleme fonksiyonlarının çoğu temel görüntü işleme algoritmalarına göre yazılmış yazılımlardan ibarettir. Bilgisayarların bazı kısıtlamalarını aşmak ve işlem hızının daha da arttırılmamasının istendiği durumlarda, görüntü işleme fonksiyonları, donanımla elde edilmeye çalışılabilir.

Bu bölümde, Yaşa Bağlı Makula Dejenerasyonu hastalığının bölütlenebilmesi için, retina görüntüsü üzerinde uygulanan görüntü işleme yöntemlerinden bahsedilecektir [6].

1.5.1. Histogram İşlemleri

Histogram, sayısal bir resim içerisinde her renk değerinden kaç adet olduğunu gösteren grafiktir. Bu grafiğe bakılarak görüntünün parlaklık durumu ya da tonları hakkında bilgi sahibi olunabilir. Görüntü işleme çerçevesinde, bir görüntünün histogramı normalde piksel parlaklık frekanslarını tutan 256 elemanlı bir dizi veya vektör olarak düşünülebilir [8], [11].

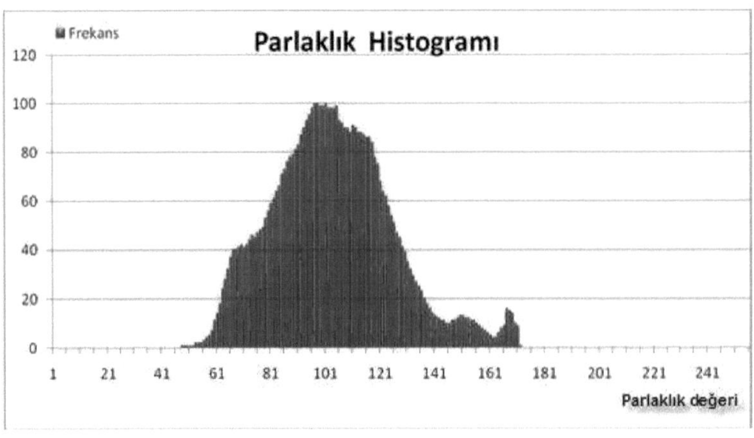

Şekil 7. Parlaklık Histogram Dağlımı

Parlaklık Histogramı, bir görüntüdeki piksellerin gri seviye değerlerinin birikmiş frekans dağılımının kaydını tutan birikmiş histogramıdır. 8-bitlik gri ölçekli görüntüler için "0" siyah ve "255" beyaz parlaklık seviyesi olmak üzere 256 adet parlaklık seviye değerlerine sahiptir. Görüntü işlemede ihtiyaç duyulan en önemli referans kaynağıdır. Renkli görüntülerin de histogramları elde edilebilir. Bunlar ister kırmızı, yeşil veya mavinin bireysel histogramları ve isterse de kırmızı, mavi ve yeşil kanalları ve piksel sayısını temsil eden her noktadaki parlaklıklarla birlikte üç eksenli bir 3-B histogram olabilir [11], [12].

1.5.1.1. Yatay ve Düşey Toplam Histogramlar (YTH - DTH)

Yatay ve Düşey Toplam Histogramlar, görüntüdeki satır ve sütün parlaklık değerlerinin birikmiş toplamıyla elde edilen histogramlardır. Yatay Toplam Histogram (YTH) her bir satırın, Düşey Toplam Histogram (DTH) ise her bir sütunun parlaklık değerlerinin toplamıyla elde edilir.

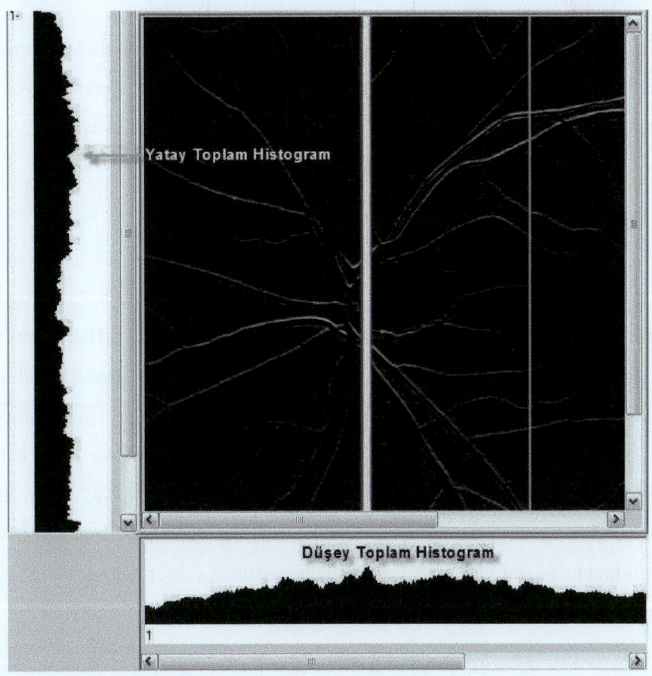

Şekil 8. Yatay Düşey Toplam Histogram

m: Görüntüdeki Satır Sayısı

n: Görüntüdeki Sütun Sayısı

f(i,j): i,j Koordinatındaki Pikselin Parlaklık Değeri olmak üzere;

Yatay Toplam Histogram Vektörü (YTH):

$$YTH_i = \sum_{i=0}^{M} f(i,j) \quad i: 0...m\text{-}1\,, j: 0...n\text{-}1 \tag{1}$$

Düşey Toplam Histogram Vektörü (DTH):

$$DTH_j = \sum_{J=0}^{N} f(i,j) \quad i: 0...m\text{-}1\,,\ j: 0...n\text{-}1 \tag{2}$$

Yatay ve Dikey Toplam Histogram, görüntü üzerindeki parlaklık değerlerinin yoğun olduğu bölgelerin belirlenmesinde kullanılır. Görüntü üzerinde parlaklık yoğunluğu belli olan doku ya da cisimlerin bölütlenmesinde yararlı olabilecek bir referanstır.

1.5.1.2. Histogram Düzgünleştirme İşlemi

Histogram üzerindeki frekans değerlerinin ani artış ve düşüşü, histogram işlemeyi olumsuz yönde etkileyebilir. Histogram düzgünleştirme yöntemi (Histogram Smoothing), parlaklık histogramı ya da yatay veya düşey toplam histogramlarında karşılaşılan frekans değerleri arasındaki farkları azaltarak histogram üzerindeki geçişleri yumuşatır (Şekil 7).

Bu yöntemde öncelikle bir k kalite katsayısı belirlenir. Bu katsayı değeri değiştirilecek vektör elemanının öncesinden ve sonrasından kaç elemanın ortalama hesabına katılacağını göstermektedir. Daha sonra histogram vektöründeki her bir eleman için bu ortalama işlemi yapılarak yeni düzgünleştirilmiş vektör değerleri elde edilir [9].

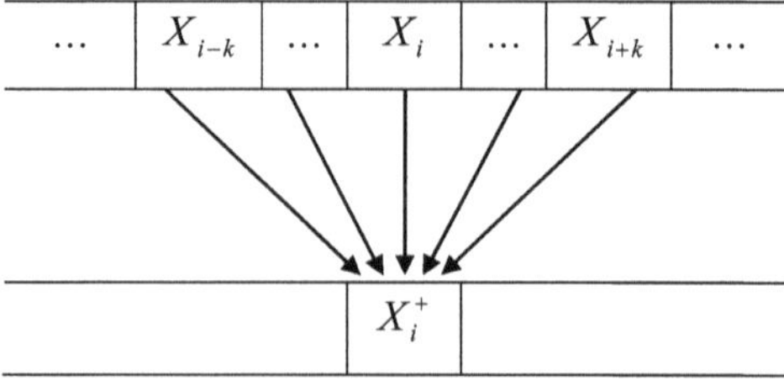

Şekil 9. Düzgünleştirme için ortalama değer hesaplanması

$$X_i^+ = \frac{X_{i-k} + \ldots + X_{i-1} + X_i + X_{i+1} + \ldots + X_{i+k}}{2.k+1} = \frac{\sum_{t=i-k}^{i+k} X_t}{2.k+1} \tag{3}$$

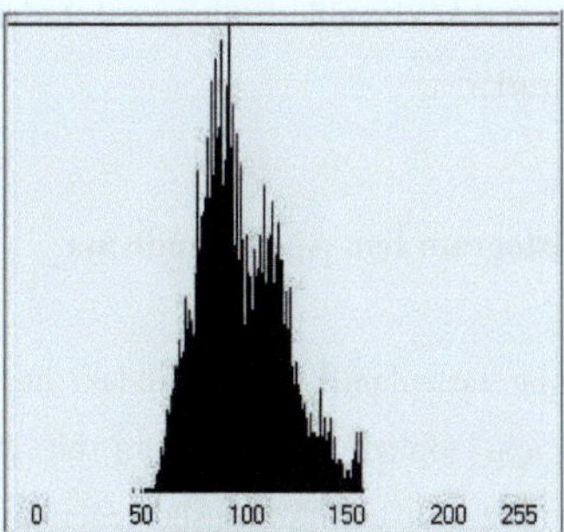

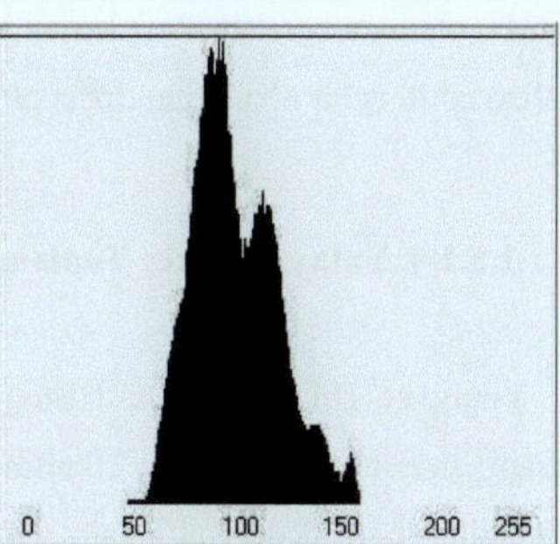

Şekil 10. Düzgünleştirilmiş histogram

Bu işlemde vektörlerin başlangıcında ve sonunda kalite katsayısına göre indisler vektör boyutunu aşabilir. Örneğin, kalite katsayısı 4 ise, bu durumda ilk değer hesaplanırken sadece 1., 2. ve 3. değerlerin ortalaması alınır. 2. değer hesaplanırken ise 1., 2., 3. ve 4. değerlerin ortalaması alınır ve bu şekilde devam edilir. Aynı şekilde vektörün sonundaki elemanlar da benzer bir mantıkla hesaplanır. Kalite katsayısına göre ortalamaya alınacak vektör elemanları da değişir [10].

1.5.1.3. Yatay ve Dikey Toplam Histogramların Normalizasyonu

Yatay ve Dikey Toplam Histogramlar hesaplanırken her satır ve sütunun parlaklık değerleri toplanarak gerçek değerler bulunur ve bu histogramlar gerçek toplam değerlerine göre çizilir. Fakat bu toplam değerlerin bir standarda sahip olması gerekir. Çünkü değerlerin karşılaştırılabilmesi ve tutarlılığı bakımından bu önemli bir adımdır.

$$H_i = round(100x(H_i / \max(H_i))) \quad (4)$$

H, görüntüdeki *i.* indisteki toplam parlaklık değerlerinin histogram vektörü, *i*, yatay toplamda satırların indisi, dikey toplamda sütunların indisi, *max(H_i)* en büyük vektör eleman değeri ve *round* en yakın tamsayı değerine yuvarlama fonksiyonudur.

Tüm vektör elemanlarının yeni değerleri hesaplanır. Böylece en büyük frekans değeri 100 olmakla beraber tüm elemanlar bu aralıkta kendilerine uygun değerleri alırlar ve normalize edilmiş bir histogram dizisi oluştururlar.

1.5.1.4. Yatay ve Dikey Toplam Histogram İçin Ağırlıklandırma

Yatay ve Dikey Toplam Histogramlar hesaplanırken görüntüdeki bazı bölgeleri histogram üzerinde ön plana çıkartmak için toplam histogramlara bir eşik değeri uygulanabilir. Eşik değeri altındaki veriler göz ardı edilirken, eşik değerinin üstündeki veriler ile histogram yeniden hesaplanır. Yeni hesaplanmış bu histograma ağırlıklandırılmış histogram denir.

Örneğin, *N* elemanlı Dikey Toplam Histogram vektörü için;

m görüntünün eni, *n* boyu;

i:0...n-1 , j:0...m-1;

f(i,j) : *i*. satır *j*. sütundaki piksel parlaklık değeri;

T: ağırlıkladırma katsayısı için eşik değeri;

S: her satır için *T* eşik değerini aşan sütun sayılarını tutan vektör dizisi olmak üzere;

Her bir DTH vektör elemanı için eşik değerini aşan sütun sayısı hesaplanır.

$$w_{ij} = \begin{cases} 1 & f(i,j) >= T \\ 0 & f(i,j) < T \end{cases} \quad \textbf{(5)}$$

$$S_i = \sum_{j}^{M} w_{ij} \quad \textbf{(6)}$$

Bu sayede her satır için belirli bir eşik değerinin üzerindeki parlaklık seviyeleri hesaplama katsayısına etki yapacaktır.

K, görüntüdeki her bir satır için katsayı vektörü

$$K_i = \frac{S_i}{M} \quad \textbf{(7)}$$

olarak hesaplanır. Son olarak, tüm satır toplam değerleri kendi indislerine karşılık gelen katsayı vektöründeki değerlerle çarpılarak yeni ağırlıklandırılmış toplam değerleri elde edilir.

$$DTH_i = DTH_i x K_i \quad \textbf{(8)}$$

elde edilen bu yeni histogram normalize edilebilir. Böylece *T* eşik değerine göre ağırlıklandırılmış DTH vektör dizisi elde edilmiş olur.

1.5.1.5. Histogram Eşitleme

Histogram, sayısal bir görüntü içerisinde her parlaklık seviyesinden kaç adet olduğunu gösteren 256 elemanlı bir grafiktir. Bu grafiğe bakılarak görüntünün parlaklık durumu ya da tonları hakkında bilgi sahibi olunabilir.

Histogram eşitleme, renk değerleri düzgün dağılımlı olmayan görüntüler için karşıtlık arttırarak görüntüyü iyileştirme metodudur. Bu metot, görüntünün tümüne uygulanabileceği gibi sadece belli bir bölgesine de uygulanabilir. Tüm görüntüye uygulandığında global histogram eşitleme, görüntünün belli bir bölgesine uygulandığında ise lokal histogram eşitleme adını alır.

Bu yöntemde, yüksek frekanslı piksel seviyesi, geniş piksel alanına, düşük frekanslı piksel seviyesi ise dar piksel alanına yerleştirilmektedir. Bu sayede çok kullanılan piksel seviyeleri belirgin hale dönüştürülmektedir.

Yaklaşımın uygulanışı aşağıdaki gibidir;

- Resmin histogram vektörü (*H*) bulunur.
- Histogramdan yararlanılarak birikmiş histogram bulunur. Birikmiş histogram, histogramın her değerinin kendisinden öncekiler ve kendisinin toplamı ile elde edilen değerleri içeren grafiktir.
- Birikmiş histogram değerlerinin yeni görüntüde olması istenilen maksimum parlaklık (8 bitlik gri seviyede "255") değeri ile çarpılıp görüntüdeki toplam nokta (piksel) sayısına (*MxN*) bölünmesiyle normalize edilip, yeni histogram vektör elemanları (O_i) elde edilmektedir (9).

$$O_i = \left[\sum_{j=0}^{i} H_j \right] x \frac{Maks.Par.Seviyesi}{ToplamPikselSayı} \qquad \textbf{(9)}$$

- Normalize olmuş histogram değerleri ile görüntünün parlaklık değerleri tekrar güncellenirse görüntüye histogram eşitleme metodu uygulanmış olur [9], [10].

Şekil 9 ve 10'da histogram eşitleme öncesi ve sonrası görüntülerle, bunların histogramlarının nasıl değiştiği görülmektedir.

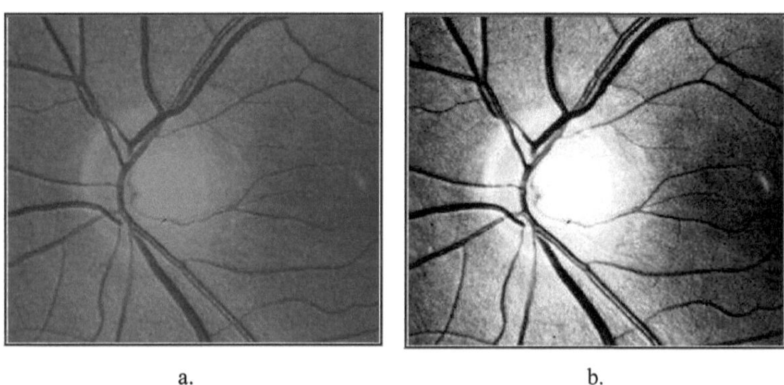

a. b.

Şekil 11. a) Histogram eşitleme öncesi orijinal görüntü b) Histogram eşitleme uygulanması sonrası görüntü

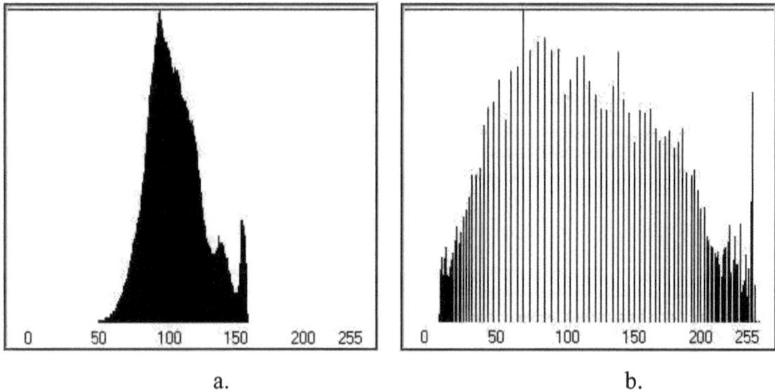

a. b.

Şekil 12. a) Histogram eşitleme öncesi histogram dağlım grafiği b) Histogram eşitleme sonrası histogram grafiği [9],

Histogram eşitleme sayesinde görüntü üzerindeki pek çok detay daha belirgin hale gelmiştir. Şekil 9'da retinadaki optik disk bölgesi biraz daha aydınlanarak bölütlenmesi kolay hale getirilmiştir. Şekil 10.a'da da görüldüğü gibi 50 ile 150 arasındaki parlaklık değerleri arasında yoğunlaşıp dar bir alanda yer almaktadır. Histogram eşitleme yöntemi uygulandıktan sonra 10.b'deki duruma dönüştürülerek, dar olan histogram aralığı 0-255 değerleri arasına yayılmıştır. Histogram eşitlemenin tanımından da anlaşıldığı üzere, histogram üzerindeki yüksek frekanslı piksel seviyeleri geniş piksel alanına, düşük frekanslı piksel seviyeleri ise dar piksel alanına yerleştirilmiştir [10], [12].

1.5.2. Kullanılan Görüntü Filtreleme Çeşitleri

Sayısal görüntüler, her zaman kaliteli biçimde elde edilemeyebilir. Görüntü üzerinde gürültüler, renk bozuklukları veya odaklanma probleminden kaynaklanan bulanıklık gibi istenmeyen dış etkenler olabilir. Görüntü üzerindeki nesnelerin algılanıp bölütlenebilmeleri için detayların kalitesi arttırılmak istenebilir. Tüm bu amaçlara ulaşabilmek için görüntü işlemede filtrelerden yararlanılır. Filtreler, görüntü üzerindeki kenar, renk ve geometrik detayların daha belirgin hale getirilmesi veya belirli ayrıntıların ayıklanması için uygulanan operatörlerdir.

Farklı amaçlar için farklı filtreleme operatörleri vardır [10], [11], [12]. Bunlara:

- Kenar keskinleştirme,
- Kenar yakalama,
- Görüntü yumuşatma ve bunun gibi daha birçok amaçla kullanılan filtreler örnek verilebilir,

1.5.2.1. Görüntü Katlama İşlemi

Görüntü katlama (Konvolüsyon), kendisinin ve komşu piksellerin ağırlıklandırılmış katsayılara sahip çekirdek matrisi ile matematiksel işlemler yapılarak, görüntünün yumuşatılması veya keskinleştirilmesi gibi işlemleri gerçekleştirmeye yarayan bir tekniktir. Görüntü katlamada, bir pikselin değeri çevresindeki piksellerin ağırlıklı ortalaması ile bulunmaktadır. Komşuların gri seviyeleri katlama çekirdeği olarak adlandırılan bir matrisin katsayılarına göre ağırlıklandırılır [12].

Katlama işlemi aşağıdaki şekilde ifade edilmektedir;

$$g(x,y)=\sum_{j=-n}^{n}\sum_{i=-m}^{m}k(i,j)f(x-i,y-j)=k.f \quad (11)$$

k : katlama çekirdeği,

f : işlenecek görüntü,

w, h : görüntü piksel boyutu olmak üzere;

$m=\frac{(w-1)}{2}$ ve $n=\frac{(h-1)}{2}$ olur.

Katlama çekirdeği matris formundadır ve boyutları 3x3, 5x5, 7x7, 9x9, 11x11 şeklinde olabilir. Çekirdek matrisi tanımlandığı amaca yönelik olarak görüntüde işleme dahil edilir.

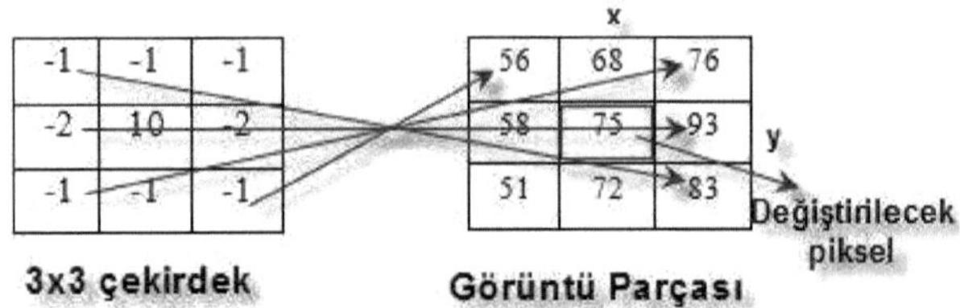

Şekil 13. Görüntü katlama yöntemi

g(x,y) = k(-1,-1)f(x+1,y+1) + k(0,-1)f(x,y+1) + k(1,-1)f(x-1,y+1) + k(-1,0)f(x+1,y) + k(0,0)f(x,y) + k(1,0)f(x-1,y) + k(-1,1)f(x+1,y-1) + k(0,1)f(x,y-1) + k(1,1)f(x-1,y-1)

g(x,y) = (-1x83) + (-1x72) + (-1x51) + (-2x93) + (10x75) + (-2x58) + (-1x76) + (-1x68) + (-1x56) = 42

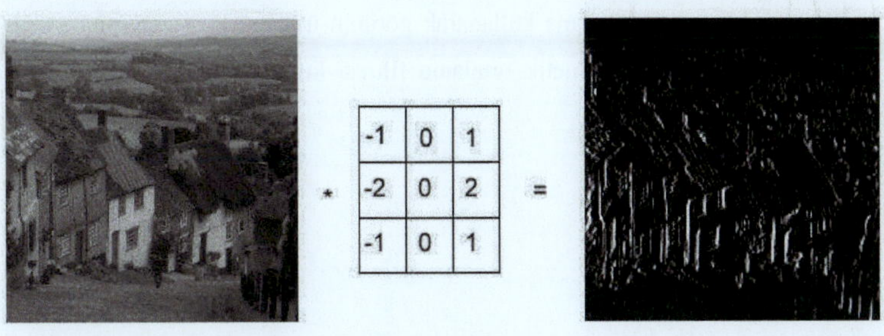

Şekil 14. 3x3'lük örnek filtre matrisi

Örneğin Şekil 14.'deki filtre matrisi ile görüntü filtrelendiğinde bu matrisi tüm görüntü üzerinde 3x3 lük pikseller şeklinde uygulanır [10].

i-1, j-1	i, j-1	i+1, j-1
i-1, j	i, j	i+1, j
i-1, j+1	i, j+1	i+1, j+1

Şekil 15. Filtre matrisi komşuluk ilişkileri

Bir görüntüde i,j pikselin komşuluk ilişkisi yukarıda verilmiştir. Görüntünün i. sütun ve j. satır elemanı için yukarıdaki örnek filtre matrisini (12) formülü ile uygulanır.

$$g'_{i,j} = (-1xg_{i,j-1}) + (-1xg_{i-1,j}) + (-1xg_{i,j}) + (-1xg_{i+1,j}) + (-1xg_{i,j+1}) \qquad (12)$$

1.5.2.2. Görüntü Yumuşatma İşlemleri

Sayısal görüntüler elde edilirken, çevresel etkilerden veya görüntü alma cihazından kaynaklanan gürültü ve kirlilik meydana gelebilir. Bu gürültülerin elimine edilmesi veya azaltılması için *Ortalama Filtresi* kullanılır. Bu filtre, filtre maskesinin komşuluklarında yer alan piksellerin ortalaması alınarak merkezdeki piksele atama işlemine dayanır.

Ortalama filtresi, uygulaması kolay ve sezgisel bir görüntü yumuşatma yöntemidir. Genel amacı, komşu pikseller arasındaki büyük parlaklık değerleri farklarını aritmetik, geometrik veya harmonik ortalama kullanarak görüntü üzerindeki istenmeyen gürültüleri azaltmaktır. Bu çalışmada, aritmetik ortalama filtresi kullanılmıştır. Aritmetik ortalama filtresi,

$$\hat{f}(x,y)=\frac{1}{mn}\sum_{(s,t)\in S_{xy}} g(s,t) \tag{13}$$

olarak hesaplanır (13). Ortalama filtresi, bir katlama filtresi (convolution filter) olarak düşünülebilir. Katlama filtreleri genellikle nxn biçiminde çekirdek bir kare matris kullanılarak bütün görüntüye uygulanır [7], [8].

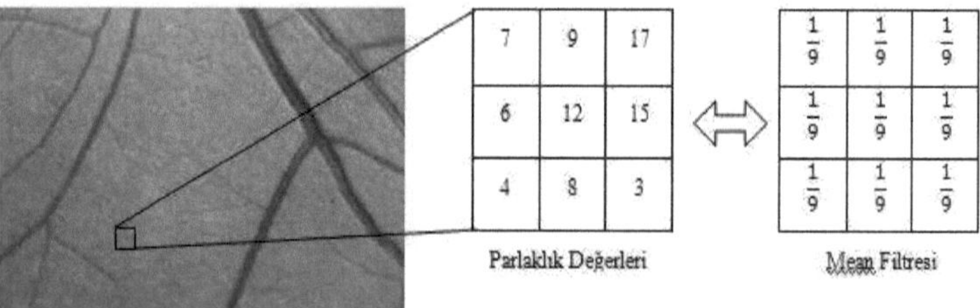

Şekil 16. Ortalama Filtresinin uygulama adımları

Ortalama = 7+9+17+6+12+15+4+8+3 = 81/9 = 9

*	*	*
*	9	*
*	*	*

Şekil 17. Filtrelenmiş parlaklık değerleri

Şekil 16.'da görüldüğü gibi filtreleme görüntüden gelen 3x3'lük parlaklık değerleri matrisine ortalama filtresi uygulanmıştır. Matris elemanlarının ortalaması, Şekil 17.'deki gibi matrisin orta elemanı olan 9 değeri ile yer değiştirmiştir. Bu hesaplama görüntüdeki tüm pikseller için uygulanmaktadır.

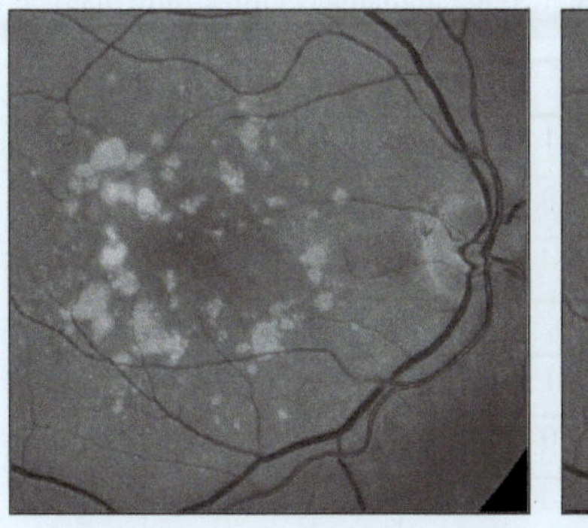 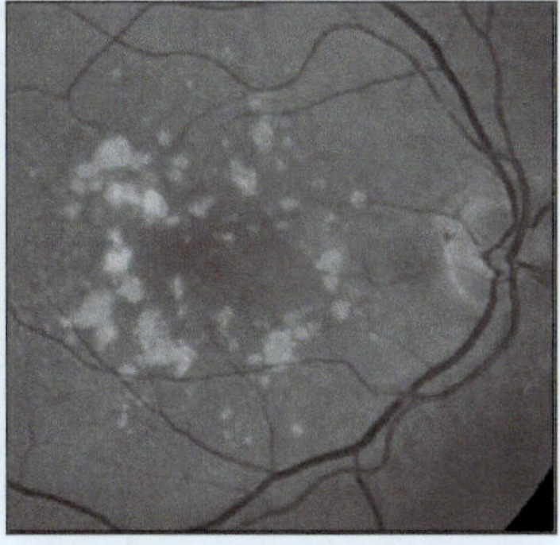

Şekil 18. (a). İşlenmemiş retina görüntüsü (b). Ortalama filtresi uygulandıktan sonraki retina görüntüsü [8].

1.5.2.3. Kenar Algılama Filtreleri

İşlenecek olan görüntü üzerindeki dokuları ayırt etmek için dokular arası sınırları belirlemek gerekir. Kenar, gri seviyede veya renklerde meydana gelen ani değişimler olarak tanımlanabilir. Kenar bulma işlemini üç ana adımda gerçekleşmektedir.

- Gürültülerin Azaltılması: Anlamlı kenarların ve dokuların orijinal yapısını bozmadan, gürültü denilen piksel parçacıklarının eliminasyonu,
- Kenar Pekiştirme: Kenarları daha belirgin hale getirerek keskinleştiren bir filtrenin kullanılması,
- Kenar Algılama: Filtreleme sonucunda ortaya çıkan bilgilerin hangilerinin anlamlı kenar, hangilerinin gürültü olduğuna karar verilmesi,

Dikey kenar filtresi mevcut katsayı matrisine bağlı olarak dikey detayları, yatay kenar filtresi de yatay detayları daha ayrıntılı biçimde belirginleştirir. Yatay ve dikey çekirdek filtre matrisine sahip kenar algılama yöntemlerinden bazılarını, Sobel, Prewitt, Robinson, Kirsch ve Frei – Chen maskeleri olarak sıralayabiliriz [8], [9], [11], [12], [14].

Tablo 1. Sobel ve Prewitt kenar algılama çekirdek filtre matrisleri

Sobel (Yatay)				Sobel (Dikey)			
	1	2	1		-1	0	1
$\frac{1}{4}x$	0	0	0	$\frac{1}{4}x$	-2	0	2
	-1	-2	-1		-1	0	1
Prewitt (Yatay)				**Prewitt (Dikey)**			
	1	1	1		-1	0	1
$\frac{1}{3}x$	0	0	0	$\frac{1}{3}x$	-1	0	1
	-1	-1	-1		-1	0	1

Bu filtre operatörleri gürültüye karşı duyarlıdır. Bu etkinin giderilmesi için farklı doğrultularda matrisler tanımlanmıştır. Sobel ve Prewitt filtreleri için yatay ve dikey olmak üzere iki matris kullanılırken, Kirsch ve Robinson filtrelerinde ise tüm pusula yönleri için sekiz adet çekirdek matris kullanılır [10], [14].

$$R_0 = \begin{bmatrix} -1 & 0 & 1 \\ -2 & 0 & 2 \\ -1 & 0 & 1 \end{bmatrix} R_1 = \begin{bmatrix} 0 & 1 & 2 \\ -1 & 0 & 1 \\ -2 & -1 & 0 \end{bmatrix} R_2 = \begin{bmatrix} 1 & 2 & 1 \\ 0 & 0 & 0 \\ -1 & -2 & -1 \end{bmatrix} R_3 = \begin{bmatrix} 2 & 1 & 0 \\ 1 & 0 & -1 \\ 0 & -1 & -2 \end{bmatrix}$$

$$R_4 = \begin{bmatrix} 1 & 0 & -1 \\ 2 & 0 & -2 \\ 1 & 0 & -1 \end{bmatrix} R_5 = \begin{bmatrix} 0 & -1 & -2 \\ 1 & 0 & -1 \\ 2 & 1 & 0 \end{bmatrix} R_6 = \begin{bmatrix} -1 & -2 & -1 \\ 0 & 0 & 0 \\ 1 & 2 & 1 \end{bmatrix} R_7 = \begin{bmatrix} -2 & -1 & 0 \\ -1 & 0 & 1 \\ 0 & 1 & 2 \end{bmatrix}$$

Şekil 19. Robinson filtresinin uygulanması

$$K_0 = \begin{bmatrix} -3 & -3 & 5 \\ -3 & 0 & 5 \\ -3 & -3 & 5 \end{bmatrix} K_1 = \begin{bmatrix} -3 & 5 & 5 \\ -3 & 0 & 5 \\ -3 & -3 & -3 \end{bmatrix} K_2 = \begin{bmatrix} 5 & 5 & 5 \\ -3 & 0 & -3 \\ -3 & -3 & -3 \end{bmatrix} K_3 = \begin{bmatrix} 5 & 5 & -3 \\ 5 & 0 & -3 \\ -3 & -3 & -3 \end{bmatrix}$$

$$K_4 = \begin{bmatrix} 5 & -3 & -3 \\ 5 & 0 & -3 \\ 5 & -3 & -3 \end{bmatrix} K_5 = \begin{bmatrix} -3 & -3 & -3 \\ 5 & 0 & -3 \\ 5 & 5 & -3 \end{bmatrix} K_6 = \begin{bmatrix} -3 & -3 & -3 \\ -3 & 0 & -3 \\ 5 & 5 & 5 \end{bmatrix} K_7 = \begin{bmatrix} -3 & -3 & -3 \\ -3 & 0 & 5 \\ -3 & 5 & 5 \end{bmatrix}$$

Şekil 20. Kirsch filtresinin uygulanması.

1.5.2.3.1. Sobel Filtresi

Sobel Filtresi, görüntüdeki dikey ve yatay detayları algılayan iki farklı çekirdek matrisine sahiptir. Bu matrisler ayrı ayrı uygulanabilmelerinin yanı sıra her ikisi birden de kullanılabilir.

$$M_{sobel}[x][y] = \sqrt{(Gh[x][y])^2 + (Gv[x][y])^2} = |Gh[x][y]| + |Gv[x][y]| \quad (14)$$

$$G_h\left[0..(height-1)\right]\left[0..(width-1)\right] \text{ ve } G_v\left[0..(height-1)\right]\left[0..(width-1)\right]$$

dizileri sobel filtresinin uygulanması anında sonuçların saklandığı dizilerdir. Aşağıdaki dama tahtası örneğinde çekirdek filtreleri ve sonuçları belirgin biçimde görülebilir [9].

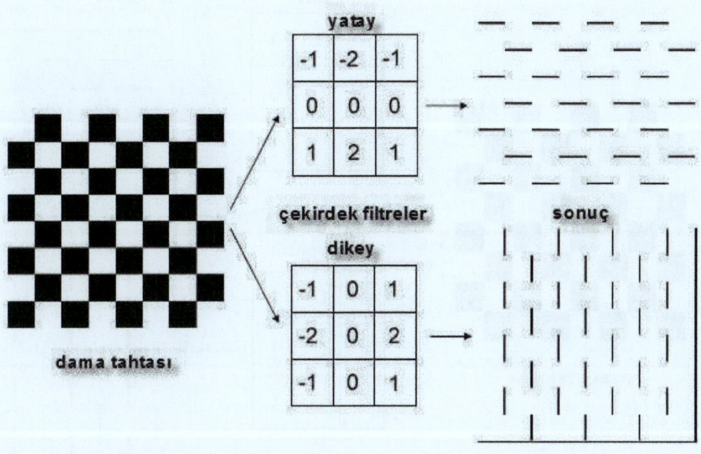

Şekil 21. Sobel filtresi uygulaması

Sobel filtresinin kenar yön belirlemesi de aşağıdaki bağlantı ile yapılabilir [9].

$$\phi_{sobel}[x][y] = \tan^{-1}\left(\frac{G_v[x][y]}{G_h[x][y]}\right) \quad (15)$$

1.5.2.3.2. Prewitt Filtresi

Prewitt filtresi, Sobel filtresine benzer şekilde dikey ve yatay olmak üzere iki çekirdek filtre matrisine sahiptir [9].

$$M_{prewitt}[x][y] = \sqrt{(Gh[x][y])^2 + (Gv[x][y])^2} = |Gh[x][y]| + |Gv[x][y]| \quad (16)$$

şeklinde Sobel filtresine benzer bir yöntemle uygulanır. Dama tahtası örneğini Prewitt'te uygularsak;

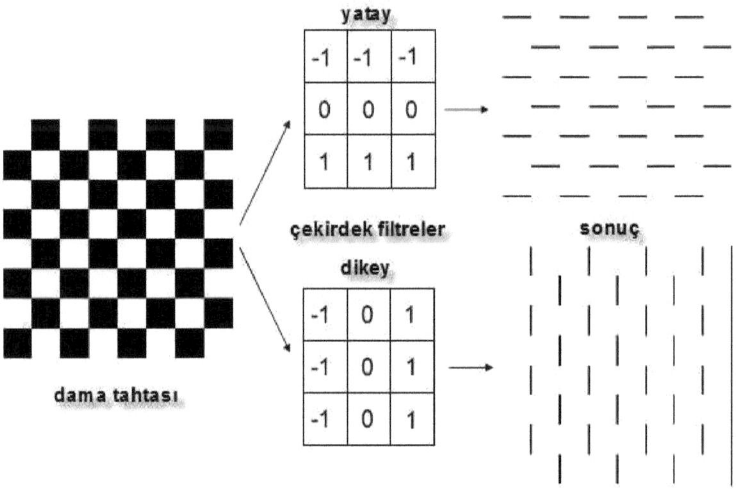

Şekil 22. Prewitt filtresi uygulaması.

Prewitt filtresi de kenar yön belirleme de (15) bağıntısını kullanır [9].

1.5.3. Bölgesel Tabanlı Görüntü Bölütleme

Bölge işlemleri, görüntü üzerindeki nesneleri birbirinden ayırma ve kendilerine özgü çeşitli nicel, morfolojik, konumsal, şekilsel vb. özniteliklerin çıkarılması gibi işlemleri kapsar.

1.5.3.1. Bölge Benzerliği

Birbiriyle benzer bölgelerin pikselleri düzenli bir dağılıma sahiptir. Bu düzgün dağılımı gri seviye, renkli veya diğer formattaki resimlerin hepsinde görülebilir. Pikseller arasındaki benzerlik birkaç yöntemle bulunabilir.

$$P(R)=\begin{cases} Doğru & Eğer\left|f(j,k)-f(m,n)\right|\leq\Delta \\ Yanlış & diğer \quad durumlarda. \end{cases} \tag{17}$$

şeklinde bir yaklaşım yöntemi kullanılabilir. Buradaki (j,k) ve (m,n) R bölgesindeki komşu herhangi iki pikselin koordinatlarıdır. Δ ise piksellerin R bölgesine dâhil etmek için kullanılan pikseller arasındaki fark eşiğidir. Bu fark eşiği değiştirilerek bölge alanları optimize edilebilir. Δ eşik değerinin kullanılmasın en büyük nedeni, aynı bölge olmalarına karşın dış etkenlerden azda olsa etkilenerek değişim gösteren komşu pikseller arasındaki küçük farkların göz ardı edilmesini sağlamasıdır. Böylece birbirine yakın pikseller bölgelere ayrılabilir [9], [11], [12].

Bir başka bölge ayırma yöntemi de,

$$P(R)=\begin{cases} Doğru & Eğer\left|f(j,k)-\mu_R\right|\leq\Delta \\ Yanlış & diğer \quad durumlarda. \end{cases} \tag{18}$$

şartı ile gerçekleştirebilir. Burada, *f(j,k)* R bölgesindeki pikselin gri seviyedeki değeri, *(j,k)* bu pikselin R bölgesindeki koordinatıdır. μ_R ise, R bölgesine dahil olan tüm piksellerin gri seviye ortalamalarıdır. Özellikle bölge büyütme yönteminde seçilen tohum bölgesel bir tohumsa, (18) bağıntısında μ_R ortalaması tohum olarak kullanılabilir [9].

1.5.3.2. Bölge Büyütme Yöntemi

Bölge büyütme yöntemi, bir tohum pikselin seçilerek bu tohumdan başlayıp komşu pikselin belli bir eşik altında karşılaştırarak görüntü üzerindeki bölgelerin bölütlenmesini sağlar. Bu yöntemdeki amaç, birbirine benzer piksellerin bir araya gelerek görüntü üzerindeki bölgelerin ayrıştırılmasıdır [9], [13].

Bir pikselin bölgeye dâhil olabilmesi için;

- Daha önce başka bir bölgeye dâhil edilmemiş olması,
- Bulmak istediğimiz bölgenin komşusu olması,
- Piksellerin eklenmesiyle oluşan yeni bölge düzgün dağılıma sahip olması,

gerekmektedir [9], [13].

Bölge büyütme yöntemi aşağıdaki algoritma ile gerçekleştirilebilir [9].

f bölgeleri büyütülecek resim olmak üzere;

Her R_1, R_2, ... R_n bölgeleri birer tohuma sahip olsunlar;

repeat

for i =1 to *n do*

for R_i bölgesinin kenarları *p* olmak üzere *do*

for bütün komşular *p* olmak üzere *do*

x,y komşu koordinatları

μ_i, R_i bölgesinin gri seviye ortalaması

*if (*komşu piksel bakılmamışsa*) and* $\left(|f(x,y)-\mu_i| \leq \Delta\right)$ *then*

Yeni komşuyu R_i bölgesine ekle

Yeni μ_i 'yi güncelle

end if

end for

end for

end for

until bölgeye hiçbir piksel katılmayana dek.

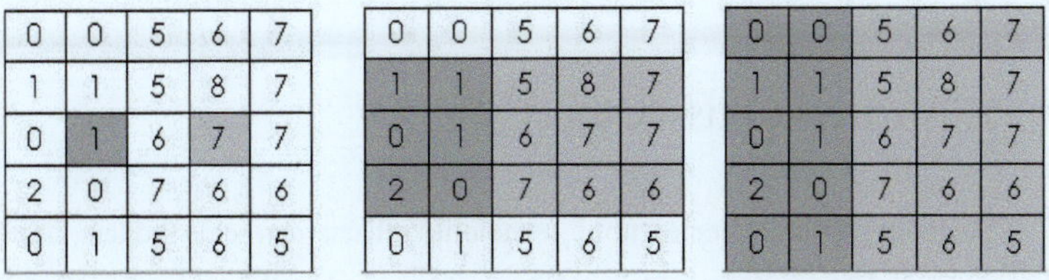

0	0	5	6	7
1	1	5	8	7
0	1	6	7	7
2	0	7	6	6
0	1	5	6	5

a.

0	0	5	6	7
1	1	5	8	7
0	1	6	7	7
2	0	7	6	6
0	1	5	6	5

b.

0	0	5	6	7
1	1	5	8	7
0	1	6	7	7
2	0	7	6	6
0	1	5	6	5

c.

Şekil 23. Bölge Büyütme a) Tohum Pikselleri, b) İlk İterasyon, c) Son İterasyon [9].

2. YAPILAN ÇALIŞMALAR

Medikal görüntü işleme, tıbbi teknolojik cihazlardan elde edilen kaliteli hasta görüntülerinin işlenip analiz edilmesini içeren bir konudur. Bir başka deyişle, hekimlerin bir hastalığın veya yapısal bozukluğun daha iyi teşhis edip uygulanacak tedavi yönteminin ve tedavinin yapılması gereken yerin tespitinin doğruluğu için yapılan çalışmaları içerir. Medikal görüntüler değişik yöntemlerle elde edilebilir. Örneğin, radyolojik görüntüleme yöntemlerinden biri olan MRG günümüzde objelerin ve özellikle insan vücudunun hasar verilmeden ve ameliyat yapılmadan görüntülenmesi ve izlenmesi için kullanılan çok etkin bir tekniktir. Göz hastalıklarının incelenmesinde de bazen kullanılabilir. Ama göz hastalıklarının teşhisinde çoğunlukla sayısal Fundus Kameralar yardımıyla görüntüler elde edilir. Günümüz teknolojisi her gün yeni yöntemler ve cihazlar üretmeye devam etmektedir.

Bu çalışmada kullanılan retina görüntüleri, sayısal Fundus Kameralar yardımıyla alınan ve 24-bit *bmp* formatında görüntülerdir. Çalışmanın genel amacı kaliteli sayısal retina görüntüleri üzerinde görüntü işleme yöntemleri kullanılarak, retinanın makula (sarı nokta) denilen bölgesinin lokalizasyonu ve burada zamana bağlı olarak oluşan Yaşa Bağlı Makula Dejenerasyonu (YBMD) hastalığının teşhisinin sağlanmasıdır.

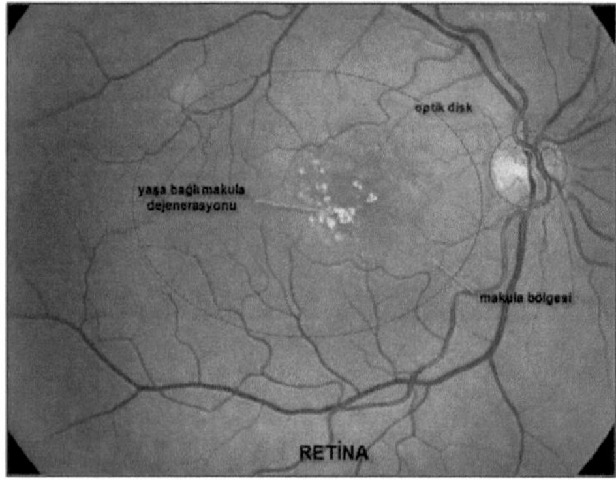

Şekil 24. Yaşa Bağlı Makula Dejenerasyonu olmuş bir hastanın retina görüntüsü

Şekil 24.'de de görüldüğü gibi, retina üzerinde farklı görünüm ve geometrik özelliklere sahip birçok yapı bulunmaktadır. Retinada en düşük parlaklık değerine sahip olan yapı damarlardır. Büyük damarlar belli bir açıyla ve hiperbol şeklinde retina görüntüsünde en parlak değere sahip ve yaklaşık 1.5 mm çapında yuvarlak şekilde olan optik diskte birleşmektedir. Makula ise sağ gözde optik diskin solunda, sol gözde ise sağında olmak üzere 5 mm çapında bir bölgede yer alır. Tüm bu nicel veriler lokalizasyon işlemlerinde kullanılabilecek sabit değerlerdir.

Çalışmanın amacı YBMD hastalığının algılanıp bölütlenmesi olarak belirlenmiştir. Yapılan çalışmaları aşağıdaki akış diyagramı ile verebiliriz.

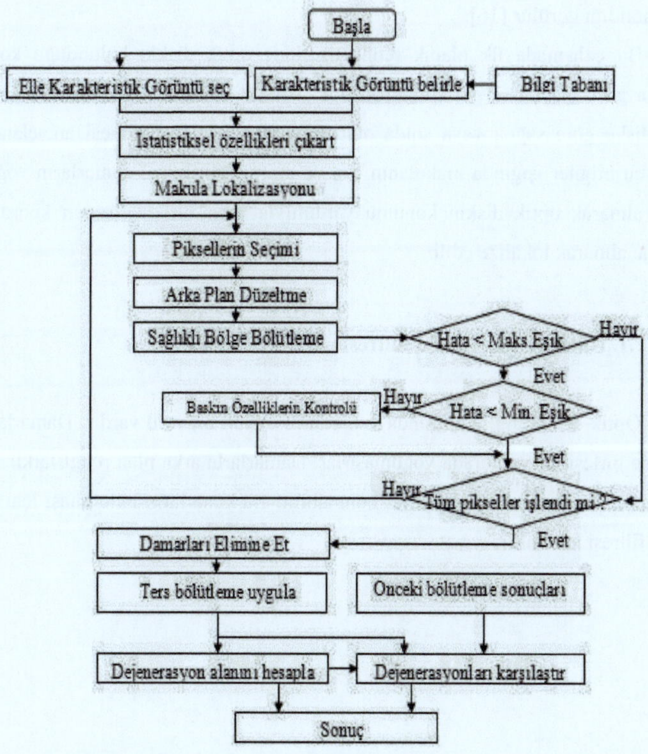

Şekil 25. YBMD bölütlemesi için akış diyagramı

YBMD hastalığı adından da anlaşılabileceği gibi retinadaki sarı nokta olarak da bilinen makula bölgesinde oluşur. Retina üzerinde birçok çeşitli özelliklere sahip dokular bulunduğundan bölütleme yapılacak alan olan makulanın lokalize edilmesi gerekir. Çünkü Optik Diskin rengi ve dokusu, hastalık sonucu oluşan drusenlere çok benzer yapıdadır. Öyleyse optik diskin bir şekilde eliminasyonunun yapılması gerekir.

Çalışmanın lokalize olmuş makula bölgesinde yapılabilmesi için retina üzerinde referans alınabilecek sabit bir bölge olmalıdır ve bu da optik disk olabilir. Literatürde optik diskin bölütlenmesi ile ilgili birçok çalışma mevcuttur [15], [16], [17], [18], [19], [20], [25]. Bu çalışmalar incelenecek olursa, genel olarak optik diskin bir daire biçiminde geometrik yapısı, damarların bir hiperbol oluşturup optik diskte birleşmesi, optik diskin dokusal özellikleri ve parlaklık değeri gibi istatistiksel ve geometriksel özelliklerinden faydalanıldığı görülür [16].

Bu çalışmada ilk olarak retina üzerinde optik diskin bulunduğu konum ve bu konuma göre incelenen görüntünün hangi göze ait olduğu bilgisi ile beraber makulanın optik diske göre sağda veya solda olduğu bilgisinin elde edilmesi amaçlanmıştır. Elde edilen bu bilgiler ışığında makulanın çap ve etrafındaki kılcal damarların yoğunluğu göz önüne alınarak optik diskin konumu yardımıyla sabit bir dikdörtgen koordinat sistemi içerisine alınarak lokalize edilir.

2.1. Dikey Kenar Bulma Filtresinin Uygulanması

Optik diskin algılanmasında damarların büyük bir rolü vardır. Damarlar optik disk üzerinde birleşirler ve burada yoğunlaşırlar. Damarlarla arka plan rengi farklı olduğundan, bu iki fark arasında keskin kenarlar bulunabilir. Bu kenarların bulunması için dikey kenar bulma filtresi kullanılır.

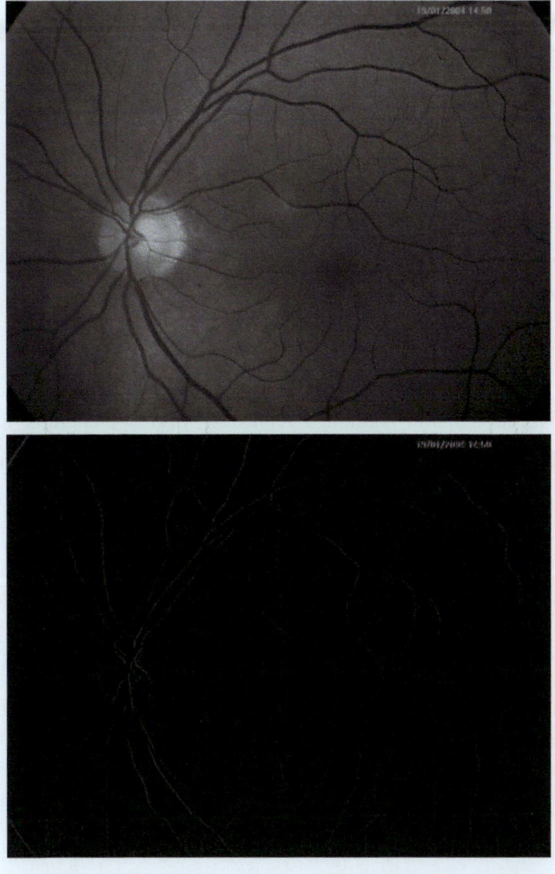

Şekil 26. Dikey kenar algılama filtresinin uygulama sonucu

Çalışmada kullanılan dikey kenar algılama filtreleri Sobel ve Prewitt yaklaşımlarıdır. Yapılan deneylerde, Sobel ve Prewitt dikey kenar algılama filtreleri arasında sonucu değiştirecek önemli bir fark olmadığı saptanmıştır [13]. Kullanılan filtre çekirdek matrisleri Tablo 2'de görülmektedir.

Tablo 2. Sobel ve Prewitt kenar algılama çekirdek filtre matrisleri ve katsayıları

Sobel (Dikey)				*Prewitt (Dikey)*			
$\frac{1}{4}x$	-1	0	1	$\frac{1}{3}x$	-1	0	1
	-2	0	2		-1	0	1
	-1	0	1		-1	0	1

2.2. Optik Diskin Bulunması

YBMD hastalığının görüldüğü retinadaki makula bölgesinin lokalizasyonu için optik diskin bulunması gereklidir. Optik diskin bulunması için onun karakteristik özelliklerinden faydalanılır. Optik diskin bazı karakteristik özelliklerini,

- Optik diskin parlaklık değeri,
- Çap uzunluğu (yaklaşık 1.8 mm),
- Alanı (yaklaşık 2.7 mm^2),
- Retina üzerindeki damarların bir parabol çizerek optik disk bölgesinde kesişmesi,

şeklinde sıralayabiliriz. Optik Disk'in görüntüsü Şekil 28'de verilmiştir [15], [16], [17], [18], [19].

Bu çalışmada optik diskin bulunması için retina üzerindeki ana damarların optik disk üzerinde bir araya gelerek yoğun bir damar bölgesi oluştuğu görülmektedir. Burada her damar bir kenar oluşturur. Eğer retina görüntüsü üzerine yatay veya dikey bir kenar algılama filtresi uygulanırsa optik disk etrafında yoğun ve parlak kenarlar meydana gelecektir.

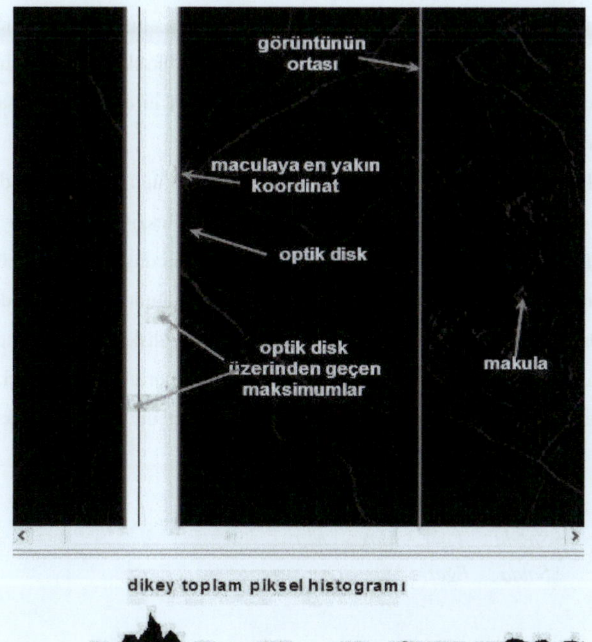

Şekil 27. Dikey toplam piksel histogramının uygulaması

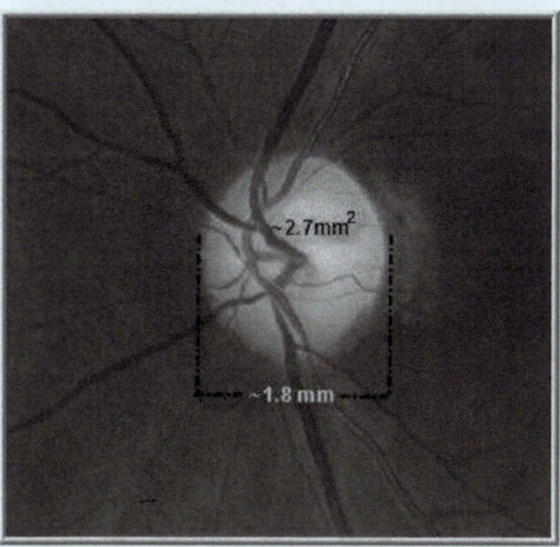

Şekil 28. Optik Diskin karakteristik özellikleri

Filtrelemeden sonra görüntünün dikey toplam histogramı alındığında parlak kenarların olduğu bölgelerin histogram değerleri de yüksek olacaktır. En yoğun kenar bölgeleri de optik disk üzerinde olduğundan, optik diskin dikey koordinatı üzerinde bir maksimum histogram değeri bulunacaktır.

Şekil 27'deki dikey toplam histogramda görüldüğü gibi, optik disk üzerindeki görüntünün y eksenleri maksimum değere sahiptir. Maksimum değerin belli bir eşiği altındaki diğer y koordinatları da alınırsa, optik disk bulunduğu bir sınırlı bölge elde edilir. Burada önemli olan optik diskin hangi göze ait olduğudur. Şekil 27'deki optik disk görüntünün sol yarısında bulunduğu için makula optik diskin sağ tarafında yer alır. Bu bilgi, histogram üzerindeki maksimum nokta (Max), görüntünün orta çizgisinin (Orta) sağında veya solunda olma konumuna göre elde edilmektedir. Bu durum, deklem (19)'daki bağıntıyla bulunabilir.

$$OptikDisk = \begin{cases} Sağda, & Eğer \quad Max > Orta \\ Solda, & Eğer \quad Max < Orta \end{cases} \qquad (19)$$

Sağlıklı retina görüntülerinde optik diskin algılanmasındaki başarı oranı oldukça yüksek çıkmıştır ve çalışmanın sonuçlar kısmında yer verilmiştir. Hastalıktan dolayı meydana gelen drusenlerin oluşturduğu yapılar, dikey kenar filtresi uygulandıktan sonra tıpkı damarlarda oluşan kenarlar gibi parlak keskin değerler oluşabilir. Dolayısıyla hesaplanan dikey toplam histogramın maksimum noktaları bu drusenlerin yoğun olduğu bölgelere kayabilir ve optik diski bulma işlemi hata ile sonuçlanabilir. Ortaya çıkan bu problem yine parlaklık değerleri kullanılarak çözülebilir. Drusenler parlak ve sarı bir dokuya sahip olduğundan, Sobel veya Prewitt filtresi uygulandıktan sonra bu drusenlerin parlaklık değerleri hala yüksek çıkmaktadır. Öyleyse bu bilgi kullanılarak, dikey toplam histogram belli bir eşik altında yeniden hesaplanabilir. Yapılan deneyler sonucunda, retina görüntüsü üzerinde uygulanan Sobel veya Prewitt filtrelerinden sonra üst parlaklık değeri 25 ve alt parlaklık değeri 10 olmak üzere bu aralık içerisine giren parlaklık değerleri göz önüne alınarak dikey toplam histogram yeniden hesaplanmıştır. Sonuç olarak görülmüştür ki, bu aralıkta alınan parlaklık değerleri histogramında maksimum nokta, yine optik disk üzerinde yer almıştır.

2.3. Makulanın Lokalizasyonu

Optik diskin yeri bulunduktan sonra geometrik ve konumsal bilgiler yardımıyla makulanın yerinin tespiti zor değildir. Normal bir retinada makula, optik diskle 15° yapacak şekilde sağ gözde optik diskin solunda, sol gözde ise optik diskin sağında yer alır.

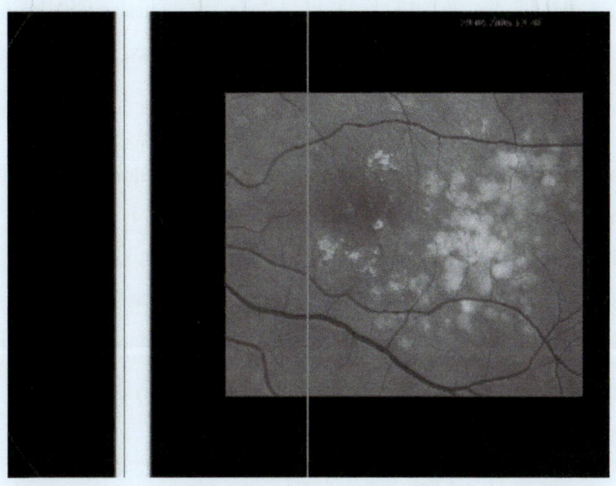

Şekil 29. Makula lokalizasyonu

YBMD hastalığı makula bölgesinde ve ana damarların çizdiği hiperbolün arasında geniş bir alana yayılmış olabilir. Bu sebepten dolayı makulayı lokalize ederken optik diskin bulunduğu aralıktaki sınır doğruları göz önüne alınır. Eğer, optik disk sağda ise aralığın minimum aralıklı doğrusu, optik disk solda ise aralığın maksimum aralıklı doğrusuna göre makulanın bulunduğu alan tespit edilir.

Optik diskin bulunmasının ardından, makulaya en yakın olan optik disk üzerindeki maksimum noktadan 100 piksel makulaya doğru 100'er pikselde üst ve alttan olmak üzere makula bölgesi belirlenir.

2.4. İstatistiksel Tabanlı Bölütleme Uygulaması

Retina görüntüsüne genel olarak bakıldığında, ilk olarak retina dokusu, damarlar, optik disk, makula ve varsa hastalıklardan meydana gelen anormal yapılar görülmektedir. Bu yapılar, birbirinden farklı istatistiksel ve geometriksel özniteliklere sahiptirler. Çalışmanın amacı, YBMD nedeniyle oluşan parlak sarı renkte bulunan drusenlerin tespit edilmesi olduğundan, öncelikle sağlıklı dokular ve damarların bölütlenmesi ele alınmıştır. Bölütlenen alanın tersi alındığında geriye YBMD sonucu meydana gelen drusenler tespit edilmiş olur.

İstatistiksel olarak bir bölgenin benzeri, o bölgenin dağılımı, varyansı, standart sapması ve ortalaması gibi değerleri karşılaştırılarak bulunabilir. Doku analizinde en çok kullanılan yöntemlerden biride istatistiksel verilerden faydalanılarak yapılan bölütleme işlemidir. Bölütleme işlemi görüntü üzerindeki istatistiksel verilerin benzetim yöntemi olarak da tanımlanabilir. Bu benzetme yöntemi elbette bir hata eşiği (T) altında gerçekleştirilir. Örneğin, iki çekirdek görüntünün ortalama karşılaştırması yapılırsa; μ_1 birinci görüntünün, μ_2 ise ikinci görüntünün ortalamaları olmak üzere;

$$R(x,y) = \begin{cases} 1, & Eğer \quad |\mu_1 - \mu_2| < T \\ 0, & diğer \quad durumlarda \end{cases} \tag{20}$$

Burada ortalamalar farkı T hata eşiğinin altında ise R(x,y) değeri 1 olur ve ortalamalar birbirine benzerdir denilebilir.

Çalışmada kullanılan istatistiksel benzetim metodunun ilk adımı olarak, sağlıklı bölge dokusunu temsil edebilecek en küçük görüntü boyutunu ve bunun istatistiksel değerlerinin bulunması gerçekleştirilir.

2.4.1. Karakteristik Temsil İmgesi (KTİ)

Bir dokunun istatistiksel verilerini temsil eden Karakteristik Temsil İmgesi (KTİ)'nin belirlenmesi, bölütleme işlemi için çok önemlidir. Çünkü KTİ'nin boyutunun değişimi, içermiş olduğu istatistiksel değerleri de değiştirecektir. Bu da matematiksel olarak ortalama ve varyansın değişmesi anlamına gelir. Örnek verilecek olursa, bir ülkede seçimlerden önce birçok anket yapılır. Anket sonuçları ülke bazında genelleştirilerek, ülke genelinde tüm partilerin oy dağılımı yüzdeler biçiminde belirlenir. Hâlbuki anket tüm ülkedeki seçmenler üzerinde uygulanmamıştır. Ülkenin her yerinden rastgelelik çatısı altında seçmenler seçilmiş ve bu seçmenlerin kararları tüm ülkenin kararı olarak genelleştirilmiştir. Buna istatistikte örneklem seçimi denir. Örneğin ankete katılan 2007 seçmenin kararı, tüm ülke seçmenlerinin hangi partilere oy verecekleri hakkında tahmin yürütebilmeye olanak sağlar. KTİ de, bir dokunun örneklemi olarak düşünülebilir.

2.4.1.1. Karakteristik Temsil İmgesinin (KTİ) Boyutunun Belirlenmesi

Anket örneğinde anlatıldığı gibi örneklem seçimi rastgele olmak zorundadır. KTİ'nin seçimi de istatistiksel bir anlamı olması adına, doku üzerinde rastgele örneklerin seçilmesi ile yapılır. Temsili yapılacak dokunun sınırları içinde onu temsil edebilecek en küçük boyutlu çekirdek kare, tohum bölgesi olarak rastgele seçilir. Seçilen bu tohumun gri seviye histogram dağılımı hesaplanır. Hesaplanan bu histogram dağılım vektörü önce yumuşatılır (smoothing) sonra maksimum değere sahip vektör elemanı 100 olmak üzere tüm değerler normalize edilir. Normalize edilmiş histogram üzerinden ortalama parlaklık seviyesi ve sayısı, varyansı ve standart sapması gibi istatistiki bilgiler hesaplanarak kaydedilir. Rastgele olarak, doku üzerinde temsil karesi boyutunda kaç adet örnek alınacağı kullanıcı tarafından belirlenebilir. İlk olarak seçilen tohum bölgesinin boyutu ile aynı boyutta olan örnek temsil kareleri, temsili yapılacak dokunun sınırları içinde farklı ve rastgele koordinatlarda seçilerek, aynı tohum bölgesi gibi dağılım özellikleri hesaplanır. Burada örnek temsil karelerinin hesaplanan her bir histogram ortalaması ile tohum karesinin histogramının ortalamaları üst üste çakıştırılır ve ortalamadan standart sapma değeri kadar aşağı ve yukarı değerler arasında kalan aralıkta karşılaştırma yapılır. Karşılaştırma sonucu ortaya çıkan farklar, örnekler arasındaki hatalardır ve bu hata farkların mutlak değer içerisinde toplanmasıyla hesaplanır. Seçilen kare boyutundaki örneklem için tüm hatalar birikmiş olarak toplanır ve o kare boyutunun temsil hatası hesaplanmış olur. Kümülatif hata hesaplama işlemi, daha önce belirlenen maksimum kare boyutuna ulaşana kadar tüm örneklem kare boyutları için hesaplanır. Hesaplanan birikmiş hata değerlerinden, komşu kareler arası farkın fazla olmadığı ve en düşük değere sahip olan kare boyutu Karakteristik Temsil İmgesi (KTİ)'nin boyutu olarak seçilir. KTİ, işlem yapılacak dokuyu istatistiki olarak temsil edebilecek ve görüntü içinde dolaştırılabilecek bir tarama karesi olarak belirlenmiş olur.

Şekil 30'daki retina görüntüsünden alınan örnek, sağlıklı bir dokuya aittir. Şekil 30'da görülen en dıştaki dikdörtgen örneklem testinin yapılacağı bölgenin sınırlarını belirler. Diğer karelerde 2x2 boyutundan 50x50 boyutuna kadar alınan örnek kareleri göstermektedir. Her boyut kare için bölge sınırlarını aşmamak üzere 100'er tane rastgele örnek deneme karesi seçilerek ilk tohum karesiyle karşılaştırılıp birer birikmiş hata değeri hesaplanmıştır.

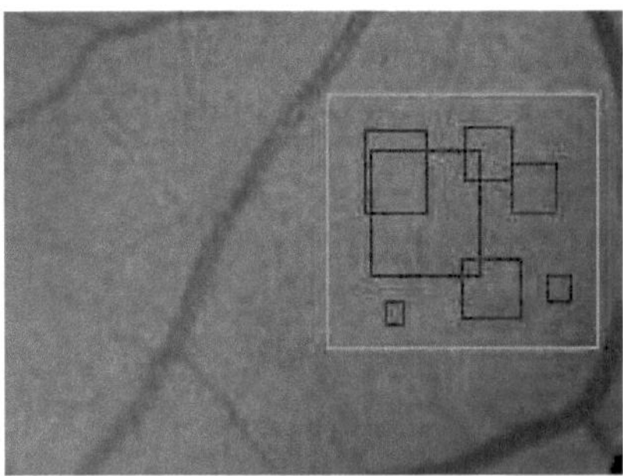

Şekil 30. Karakteristik Temsil İmgesi (KTİ)'nin hesaplanması

Rastgele denemeler sonucunda oluşan boyut-birikmiş hata grafiği aşağıda verilmiştir. Şekil 31'da görüldüğü gibi yaklaşık 7x7'lik boyuttaki örnek temsil karesi, tüm sağlıklı dokuyu temsil edebilecek ve hata değerleri minimum olan KTİ'nin boyutu olarak seçilebilir.

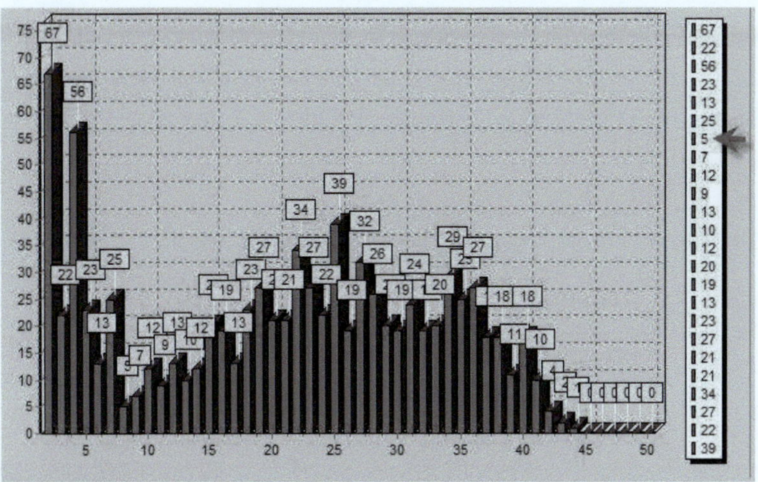

Şekil 31. Retina dokusuna ait KTİ için birikmiş hata – boyut grafiği

2.4.1.2. Sağlıklı Retina Dokusunun İstatistiksel Özelliklerinin Çıkarımı

KTİ'nin istatistiksel özellikleri, parlaklık dağılımı (histogramı), dağılımın ortalama parlaklık seviyesi ve bu seviyeye bağlı olarak standart sapma kullanılarak belirlenen karşılaştırma vektörleri gibi özelliklerdir. KTİ'nin boyutunun belirlenmesi için yapılan karşılaştırma işleminde parlaklık seviye ortalaması, ortalamaların karşılaştırılması için kullanılmamaktadır. Retina dokusu, yapısı gereği tek parlaklık değerine sahip bir doku değildir. Bazı bölgeler daha parlak olmasına rağmen, daha koyu bölgelerde mevcuttur. Dokuların parlaklıkları farklı olsa da, sahip oldukları dağılım benzerdir. Yani bu dokular farklı parlaklık ortalama seviyelerine sahip aynı dokular olabilir. Esas amaç, dağılımları karşılaştırmak olduğu için ortalama parlaklık seviyesini sadece iki histogram dağılım vektörünün çakışma noktası olarak kullanılacaktır.

Öncelikle herhangi bir l boyutlu KTİ'nin histogram dağılımı için;

H : 256 elemanlı histogram vektörü,

μ_l : l boyutlu dağılımın ortalama parlaklık seviyesi,

$\sigma^2{}_l$: *l boyutlu* parlaklık dağılımının varyansı,

$f(x,y):$ l boyutlu dokunun x,y koordinatlarındaki pikselin parlaklık seviyesi olmak üzere;

$$\mu_l = \frac{\sum_t [H_t . t]}{\sum_t [H_t]} \tag{21}$$

$$\sigma^2{}_l = \frac{\sum_x \sum_y [f(x,y) - \mu_l]^2}{\left(\sum_t H_t\right) - 1} \tag{22}$$

$$\sigma_l = \sqrt{\sigma^2{}_l} \tag{23}$$

şeklinde verilir.

2.4.1.3. Hata Hesabı

Hata hesabını gerçekleştirmek için hem l boyutlu ilk seçilen tohum kare, hem de deneme karelerine ait standart sapmanın iki katı kadar üst ve alt sınır alınarak bir vektör oluşturulur. Vektörün boyu, standart sapmanın dört katı ve birde ortalama değer eklenerek oluşturulur. Oluşan bu vektörlerin karşılaştırma için çakıştırılacak orta elemanları, her bir histogramın ortalama parlaklık seviyesinin frekansına denk gelmektedir.

$$D_t = [H_{t\,\mu-2\sigma}, \ldots, H_{t\,\mu-1}, H_{t\,\mu}, H_{t\,\mu+1}, \ldots, H_{t\,\mu+2\sigma}] \tag{24}$$

$$D_d = [H_{d\,\mu-2\sigma}, \ldots, H_{d\,\mu-1}, H_{d\,\mu}, H_{d\,\mu+1}, \ldots, H_{d\,\mu+2\sigma}] \tag{25}$$

D_t, D_d sırasıyla tohum ve deneme hata hesabı için karşılaştırma vektörleri olmak üzere ε birikmiş hata değeri bu iki vektörün elemanlarının farkının mutlak değerlerinin toplamı olarak ifade edilir.

$$\varepsilon = \sum |D_t - D_d| \tag{26}$$

İki dağılım vektörü ortalama değerleri üzerinde çakıştırıldıktan sonra standart sapmanın iki katı kadar öncesi ve sonrası aralığında tüm parlaklık seviyelerine ait normalize histogram değerlerinin farkları alınarak toplanır. Bu toplam her deneme sonucunda elde edilerek mevcut boyut için toplam birikmiş hata değeri bulunur.

2.4.2. İstatistiksel Olarak YBMD'nun Bölütlenmesi

Retina dokusunun taranıp YBMD hastalığının bölütlenmesi için kullanılacak olan, sağlıklı retina dokusunu temsil eden en küçük KTİ boyutu bulunmuştu. Buradaki amaç, sağlıklı retina dokusundan bir referans KTİ karesini elle seçip, bütün retina görüntüsünün bu referans KTİ ile dağılımlarının karşılaştırılıp, benzer dağılımlara sahip olan kısımları sağlıklı olarak işaretlemektir. Dağılımların karşılaştırılması KTİ'nin optimum boyutu bulunurken yapılan dağılım karşılaştırılmasına benzemektedir [23].

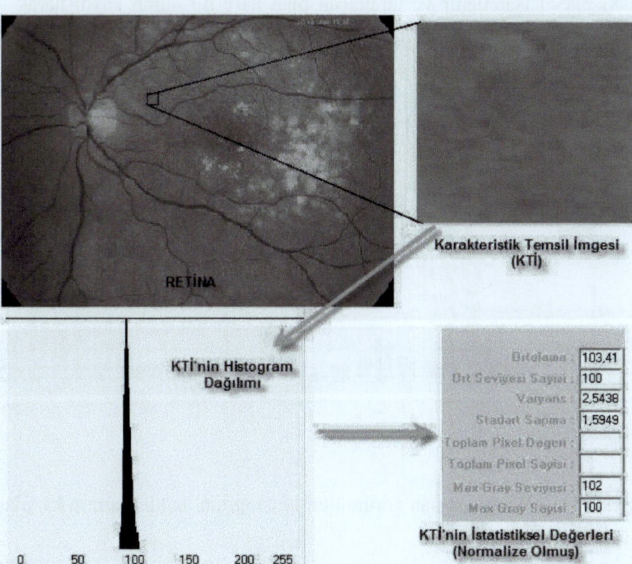

Şekil 32. Retina üzerinde KTİ'nin seçimi ve istatistiksel verileri

2.4.2.1. Histogram Dağılımlarının Karşılaştırılması

Retina görüntüsünde ilk olarak sağlıklı bölgeden referans bir KTİ seçilir. Seçilen KTİ'nin boyutu daha önce bulunan optimum kare boyutu kadardır. Şekil 32'de görüldüğü gibi KTİ'nin dağılım histogramı ve istatistiksel verileri tüm retina üzerindeki pikseller taranmadan önce karşılaştırma için kaydedilmektedir. Karşılaştırma işlemi iki değer örtüştürülerek yapılır. Bunlardan biri ortalama diğeri ise maksimum parlaklık değeridir. Şekil 31'de KTİ'nin ortalaması 103,41 ve maksimum parlaklık değeri ise 102'dir. Bu çalışmada, her iki değere göre de karşılaştırma yapılmıştır. Karşılaştırma işleminde, KTİ'nin ortalama ya da maksimum parlaklık değeri ile taranan retina görüntüsü üzerinden gelen KTİ boyutundaki doku parçalarının ortalama veya maksimum değerleri üst üste örtüştürülüp, histogramda çakışan bu noktanın alt ve üst parlaklık değer frekanslarının mutlak değer farkları birikmiş olarak toplanır. Çıkan birikmiş toplamlar normalize edilerek daha önceden belirlenen hata eşiği sınırları içerisinde ise KTİ boyutundaki taranan karenin ortasındaki piksel işaretlenir ve taranacak olan kare bir sütun kaydırılarak aynı değerler yeniden hesaplanır ve karşılaştırılır. Görüntünün hepsi tarandıktan sonra sağlıklı retina dokuları bölütlenmiş olur.

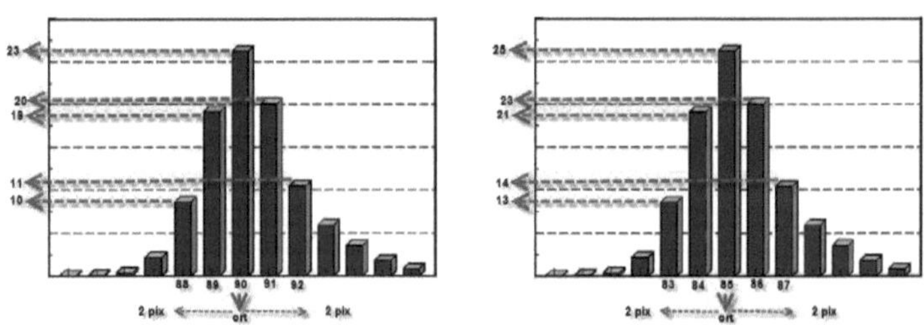

Şekil 33. KTİ ile taranan görüntülerin histogram dağılımlarının karşılaştırılması

$$Mutlak\_Hata = |88[10]-83[13]| + |89[19]-84[21]| + |90[23]-85[25]| + |91[20]-86[23]| + |92[11]-87[14]|$$

Mutlak _Hata = 3+2+2+3+3 = 13

Burada 0 – 255 arasındaki parlaklık histogramının her bir değeri bir dizi indeksi olarak kabul edilirse 88[10] gösterimi, gri seviyede 88 değerindeki parlaklığın frekansının 10 olduğu anlamına gelmektedir. Burada birikmiş mutlak hata 13 çıkmıştır. Eğer kabul edilebilir hata eşiğimiz 13'ten büyükse Şekil 33'deki dağılım histogramları birbirine benzerdir denir. Bir başka deyişle, dokuların dağılımları benzerdir ve aynı dokunun devamıdır denilebilir.

2.4.2.2. Benzer Dağılımlı Alanların İşaretlenmesi

KTİ görüntü üzerinde dolaştırılırken referans görüntü ile dağılımları karşılaştırılıp aynı doku olup olmadığına karar veriliyordu. Eğer karşılaştırılan bölgenin çıkan sonuçları hata eşiği sınırları içerinde ise karenin matris elemanlarından ortadaki piksel elemanı işaretlenerek bölütleme sınırları içerisine alınmaktadır.

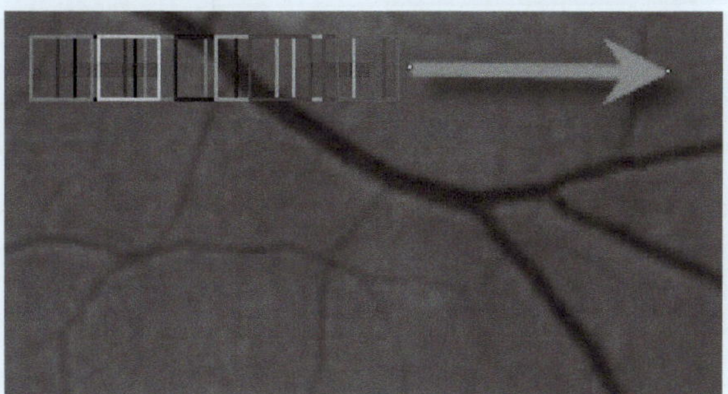

Şekil 34. Retinanın taranması ve KTİ'ye benzeyen alanların işaretlenmesi

Şekil 34'de görüldüğü gibi, KTİ boyutunda görüntü üzerinde tarama işlemi yapılmaktadır. Eğer tarama karelerinin dağılım özellikleri KTİ'ye benziyorsa ortadaki piksel işaretlenmektedir. Tarama esnasında karşılaşılan damar dokusu veya anormal bir dokunun dağılımları farklı olduğundan, karelerin orta kısımları işaretlenmemiştir.

$$G(x,y)=\begin{cases}1, & Eğer \quad |\mu_{KTİ}-\mu_i|\le\varepsilon \\ 0, & Eğer \quad |\mu_{KTİ}-\mu_i|>\varepsilon\end{cases} \tag{27}$$

(27)'de G(x,y) işaretlenecek olan piksel, $\mu_{KTİ}$ KTİ'nin ortalaması, μ_i taranan görüntü üzerinde taranan karelerin ortalaması ve ε ise önceden belirlenen hata eşiği değeridir. Bu şartlar altında, retina dokusu, arka plan olarak bölütlenmektedir. Geriye damarlar, lezyonlar, optik disk gibi farklı dağılım özellikleri gösteren yapılar kalmıştır.

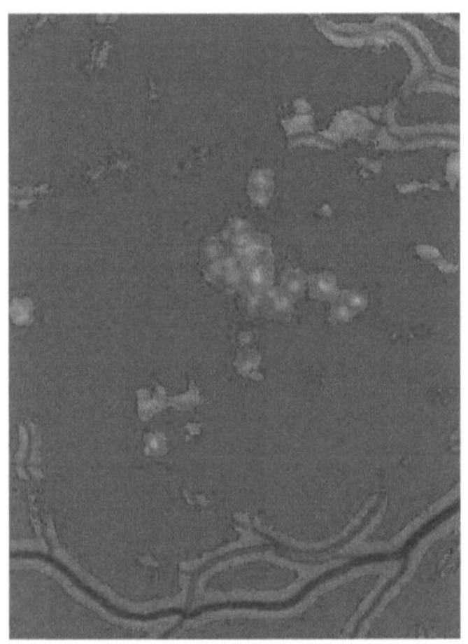

Şekil 35. KTİ boyutu 21x21 ise

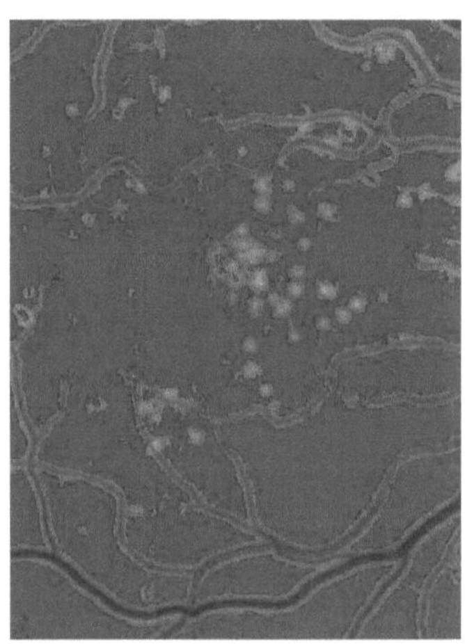

Şekil 36. KTİ boyutu 9x9 ise

Şekil 35'de görüldüğü gibi büyük boyutlu bir KTİ seçilirse retina dokusunu içermeyen alanlar, dağılımı değiştirdiği için bölütleme oranı düşer. Bir başka deyişle, Şekil 34'deki görüntüde kare boyutu büyük olursa damarlara yakın retina dokularının bölütlenmesi azalır. Şekil 36'daki küçük boyutlu seçilen KTİ ise damarların ve diğer yapıların kenarlarının bölütlenmesi açısından daha iyi sonuç verir. Çünkü küçük boyutlu KTİ'ler, damarların yakınına dağılımları bozulmadan yaklaşabilmektedir. Bu da bölütlenmiş alanın büyük olmasını sağlar.

2.4.2.3. Bölütleme Sonucu Çıkan Damarların Eliminasyonu

Kısmi olarak, damarların ve diğer yapıların haricindeki retina dokusunun bölütlenmesi yapılmıştır. Amaç, makula dejenerasyonu hastalığının bölütlenmesi olduğu için diğer tüm yapıların elimine edilmesi gerekir. Şekil 37'de görüldüğü üzere, istatistiksel bölütleme yönteminin uygulanmasından sonra geriye makula bölgesinde damarlar ve YBMD sonucunda oluşan drusenler kalmaktadır [21], [22], [24], [25].

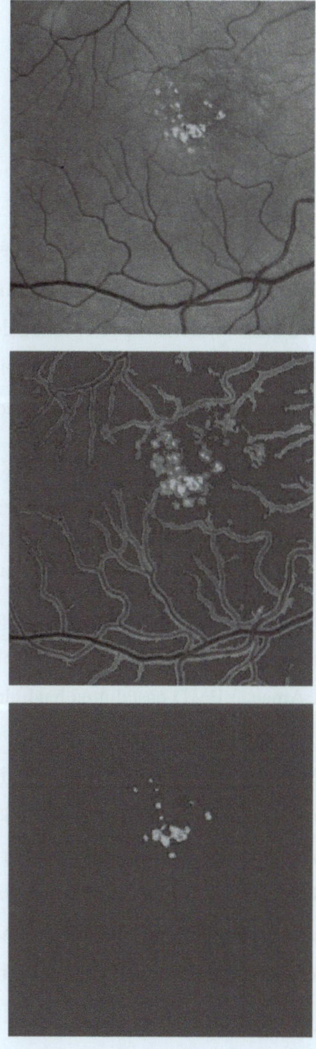

Şekil 37. Retinada damar eliminasyonu

Şekil 37a'da görüldüğü üzere, damarların parlaklık oranı hem drusenlerden hem de retina dokusundan daha düşüktür. Ayrıca makula bölgesinin dokusal yapısından kaynaklanan düşük parlaklık değerleri bölütlemeyi etkilemektedir. Öyleyse parlaklık değeri burada ayırt edici bir özellik olarak kullanılabilir. Bu bağlamda, bölütleme esnasında bir *T* eşik değeri kullanılarak damarların ve makula dokusunun eliminasyonu gerçekleştirilebilir.

$$G(x,y)=\begin{cases}1 & Eğer \quad |\mu_{KTİ}-\mu_i|\leq T \\ 0 & diğer\ durumlar\end{cases} \tag{28}$$

(28) bağıntısındaki KTİ'nin ortalaması $\mu_{KTİ}$ ile taranan karelerin ortalamaları μ_i farkı *T* eşik değerinden küçükse taranan kare, KTİ'nin dağılımıyla karşılaştırılmadan direk olarak işaretlenir. Böylece damar ve damar benzeri retina dokusunun parlaklığından daha az parlaklığa sahip dokular karşılaştırma işlemine tabi tutulmadan sağlıklı olarak bölütlenir. Bu bölütleme sonucunda, Şekil 37c'de görüldüğü gibi parlaklık değerleri yüksek olan drusenler ortaya çıkar [21], [22], [24].

2.4.2.4. Bölütlenmiş Sağlıklı Alanların Tersinin Alınması

Şekil 37c'de YBMD hastalığına bağlı olarak gelişen ve yüksek parlaklık değerlerine sahip drusenler, damarların ve retina arkaplan dokusunun eliminasyonu sonucunda bölütlenmiştir. Amaç, YBMD hastalığına bağlı drusenleri tespit edip, oluşan bu drusenler hakkında nicel veriler elde etmektir. Sağlıklı retina dokusu ve damarların bölütlenmesi sonucu bölütleme drusenler dışındaki dokular için yapılmıştır. O halde, mevcut bölütlenmiş görüntünün tersi alındığında yani bölütlenmiş alanlarla bölütlenmemiş alanlar yer değiştirildiğinde drusenler tespit edilmiş olacaktır.

Şekil 38'de makula bölgesindeki bölütlenmiş damarlar ve sağlıklı retina dokusunun tersi alındığında ise sadece drusenlerin tespit edildiği görülmektedir.

Bölütlenmiş sağlıklı alanların tersinin alınmasının genel çalışma mantığı,

$$f(x,y)=\begin{cases}orjinal & Eğer \quad g(x,y)=kırmızı \\ kırmızı & Eğer \quad g(x,y)=orjinal\end{cases} \tag{29}$$

(29) bağıntısında, Şekil 38.'deki orijinal renkte yani drusenlere ait olan pikseller kırmızıya , kırmızı olan pikseller ise orijinal görüntüye çevrilmiştir.

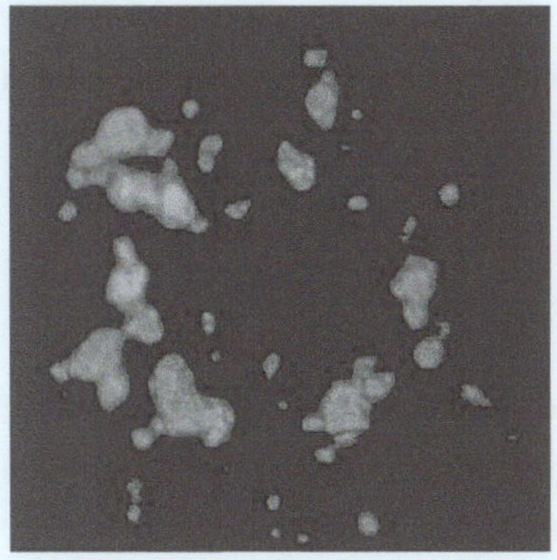

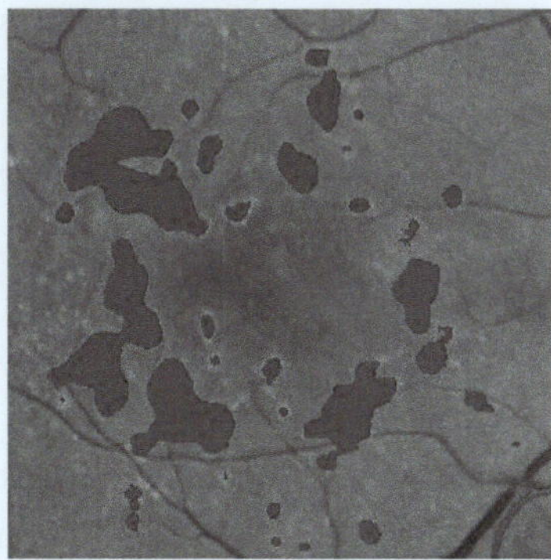

Şekil 38. Bölütlenmiş Sağlıklı Alanların Tersinin Alınması

2.4.3. Bölge Büyütme Yöntemiyle YBMD Hastalığının Bölütlenmesi

Bölge Büyütme (Region Growing), görüntü üzerindeki farklı dokuları, kendilerine özgü nicel, morfolojik, konumsal, renksel vb. özniteliklerin çıkartılmasıyla birbirinden ayırma yöntemlerinden biridir. Bölge büyütme yöntemi, komşu piksellerin analiz işlemine dayanır. Bölütlenmesi istenilen dokudan bir tohum seçilip bu tohumun komşusundan başlayarak, belli bir eşik değeri altında bölütleme işlemine başlanır. Komşu tabanlı karşılaştırma yöntemine dayanan bölge büyütme yaklaşımı, görüntü sonuna gelene kadar devam eder.

Bölge büyütme tabanlı sistemlerde, tohum seçimi tek bir pikselle olabileceği gibi belli bir bölge seçilip bu bölgenin ortalaması tohum olarak seçilerek de uygulanabilir. Bu çalışmada, retina dokusunun bölütlenmesinde bölge tabanlı tohum seçimi yapılmıştır. (30) bağıntısında μ_R seçilen bölgenin ortalaması olarak atanmaktadır.

$$P(R)=\begin{cases} Kabul & Eğer\left|f(j,k)-\mu_R\right|\leq\Delta \\ \mathrm{Re}d & diğer\ \ durumlarda. \end{cases} \tag{30}$$

(30) bağıntısında, μ_R ortalaması sabit alınabileceği gibi R bölgesine yeni dahil edilen pikselin değeri de eklenerek, yeniden tohum değeri hesaplanabilir [9]. Güncellenen ortalama kullanıldığında bölütleme başarısı daha yüksek olmaktadır. Öznitelikleri farklı bölgeler için bölütlemenin doğruluğu açısından sabit ortalama kullanılması daha avantajlıdır.

2.4.3.1. Tohum Seçimi

Bölge büyütme yönteminin ilk ve en önemli aşaması tohum seçimidir. Tohum seçimi, görüntü üzerinde bir piksel olabileceği gibi bir bölgenin ortalaması da olabilir. Ayrıca görüntü üzerinde birden çok tohumda seçilebilir.

Bu çalışmada tohum seçimi, seçilen bir bölgenin ortalaması alınarak yapılmıştır. Bunun nedeni, bölütlemek istediğimiz retina dokusunun homojen veya tek renk bir yapıya sahip olmamasından kaynaklanmaktadır. Dolayısıyla tohum seçimi, retina dokusu üzerinde seçilen bir bölgenin parlaklık ortalaması alınarak yapılmıştır [9].

Bölütleme, tohum olarak seçilen bölgenin hemen komşu piksellerinden başlayarak gerçekleştirilir.

2.4.3.2. Bölge Büyütme Yönteminin Uygulanması

Bölge büyütme yöntemi, sağlıklı retina dokusu üzerinde tohum olarak bir bölgenin seçilip bu bölgenin ortalaması alınarak komşu piksellerin karşılaştırılması şeklinde uygulanmıştır. Bölgeye dâhil olan her pikselin değeri de eklenerek yeniden bir bölge ortalaması hesaplanmış ve bir sonraki piksel bu yeni ortalama değerine göre karşılaştırılmıştır. Karşılaştırma belli bir hata eşiği altında yapılmıştır. Bu hata eşiği kullanıcı tarafından seçilebildiği gibi, tohum olarak seçilen ilk bölgenin standart sapması da alınabilir. Ayrıca bu standart sapma yine kullanıcının seçebileceği bir katsayı ile çarpılıp hata eşiği aralığı genişletilebilir.

Tohum bölgesi ve hata eşiği seçildikten sonra tohum olarak belirlenecek olan tohum bölgesinin ortalama değerinin sabit mi yoksa adaptif mi olacağına karar verilir. Yapılan karşılaştırmalarda adaptif ortalama yönteminin daha iyi sonuç verdiği gözlenmiştir. Bunun sebebi, retina dokusunun dağılım bakımından birbirine yakın fakat değerleri arasında fark olabilecek yapıda olmasıdır. Bu nedenle tohum olarak bu farklı piksellerin ortalamalarının alınması bölütleme performansı bakımından daha uygun olacaktır [9].

Bölge büyütme yönteminin uygulama şeması Şekil 39'da gösterilmiştir.

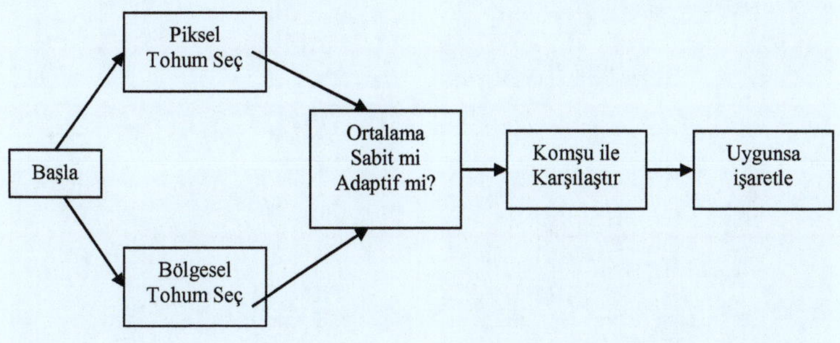

Şekil 39. Bölge büyütme yönteminin akış şeması

Retina dokusunun bölütlenmesi için kullanılan bölge büyütme yönteminin uygulamadaki bazı adımları Şekil 40'da gösterilmiştir. Şekil 40'da görüldüğü üzere bölütleme işlemi, seçilen bölgenin komşuları dâhil edilerek devam etmektedir.

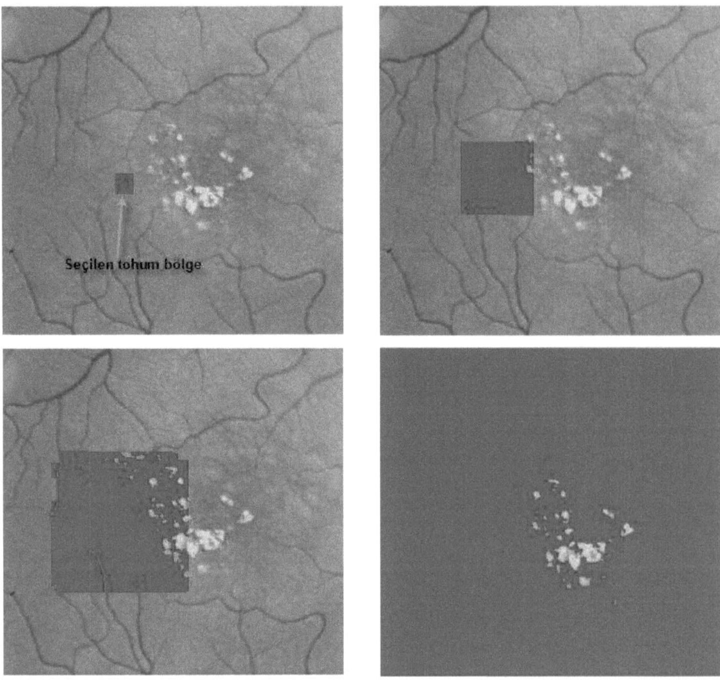

Şekil 40. Bölge büyütme yönteminin uygulaması

2.4.3.3. Bölütlenen Sağlıklı Alanın Tersinin Alınması

Bölge büyütme yöntemi, sağlıklı retina dokusunu istatistiksel bölütleme yöntemindeki gibi damarlar da dahil olmak üzere bölütleyerek geriye sadece drusenlerin kalmasını sağlamaktadır. Amaç, drusenlerin bölütlenmesi olduğu için 2.4.2.4 de anlatılan istatistiksel yöntemde bölütlenen sağlıklı alanın tersinin alınması yöntemi, burada da aynen uygulanmaktadır.

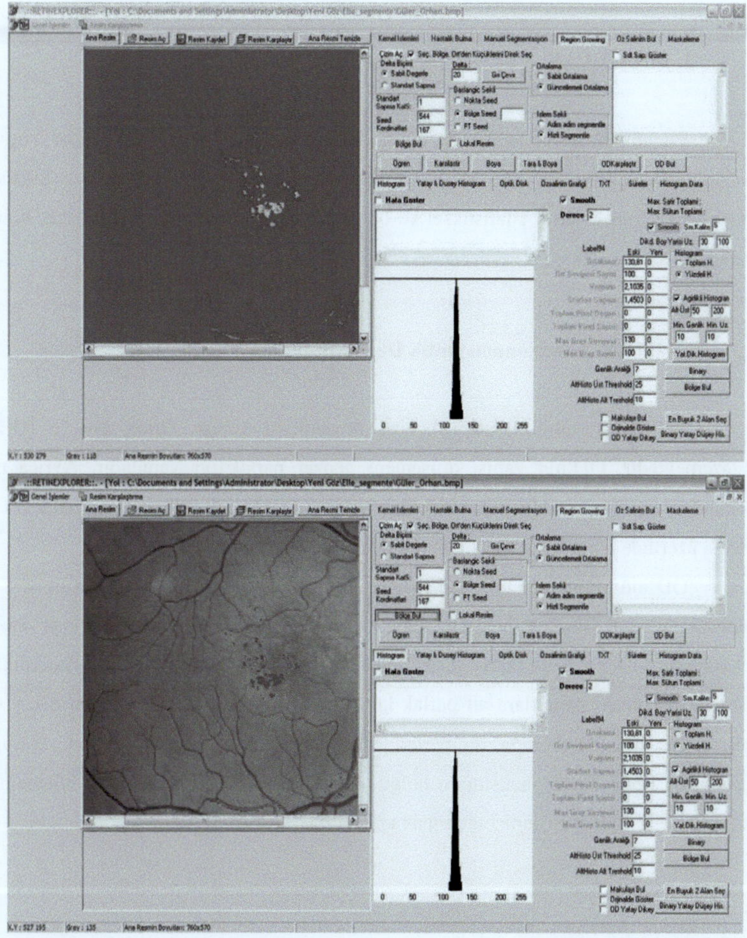

Şekil 41. Bölge büyütme yönteminin uygulaması ve bölütlenen alanın tersinin alınması

3. BULGULAR

Bu bölümde, retinanın sarı bölge denilen makula bölgesinde oluşan Yaşa Bağlı Makula Dejenerasyonu (YBMD) hastalığı sonucunda sarı, parlak ve küçük leke biçimindeki drusenlerin, istatistiksel ve bölge büyütme yöntemleri kullanılarak bölütleme ve karşılaştırma sonuçları verilecektir.

3.1. Filtreleme Sonucu Optik Diskin Bulunması Sonuçları

YBMD hastalığı sonucu oluşan drusenlerin yapısı, Optik Disk'e (OD) çok benzemektedir. OD'nin yapısı drusenlere benzer parlak bir yapıdadır. Ayrıca makula lokalizasyonu için optik disk bir referans bölgesi olarak kullanılabilir. Bu amaçla OD'nin retina üzerinde bulunması, çalışmanın önemli bir aşamasıdır [17], [18].

OD'nin bulunması için dikey kenar algılama filtrelerinden faydalanılmıştır. Dikey kenar algılama filtrelerinin kullanılma sebepleri, retina üzerinde bulunan ana arter damarların OD üzerinde birleşmeleri nedeniyle, OD'nin bulunduğu dikey koordinatlarda filtreleme sonucu damarlara ait parlak kenarların oluşmasıdır. Görüntünün dikey toplam histogramı hesaplandığında bu parlak dikey kenarların değerleri yüksek olacağından histogram üzerinde bir maksimum bölge oluştururlar. OD bu maksimum bölgenin dikey koordinat sınırları içerisinde bulunmaktadır.

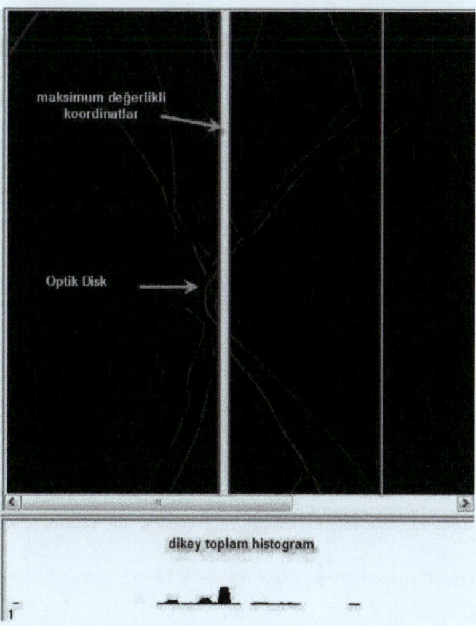

Şekil 42. Sobel Filtresi sonucu bulunan optik disk dikey koordinatları

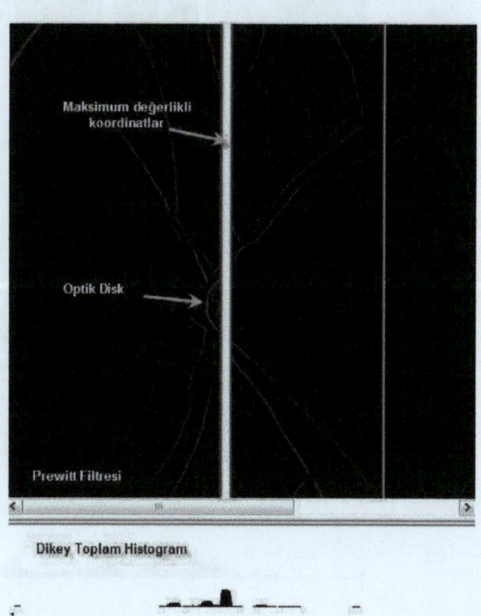

Şekil 43. Prewitt Filtresi sonucu bulunan optik disk dikey koordinatları

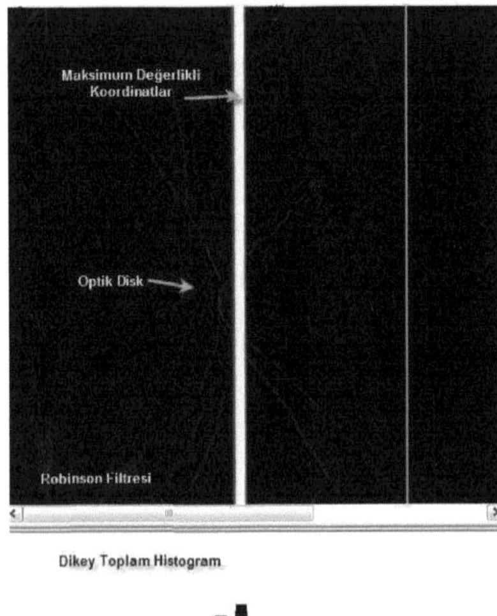

Şekil 44. Robinson Filtresi sonucu bulunan optik disk dikey koordinatları

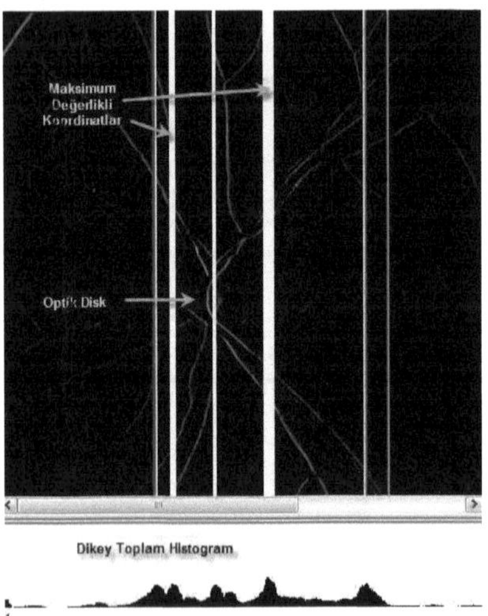

Şekil 45. Frei – Chen Filtresi sonucu bulunan optik disk dikey koordinatları

Dikey kenarları algılamada en sık kullanılan bazı filtreleri, Sobel, Prewitt, Robinson ve Frei-Chen şeklinde sıralayabiliriz. Sobel ve Prewitt'e ait çekirdek matrisler 1.5.2.3'de Tablo 1'de verilmiştir. OD'nin tespiti için yapılan deneylerde Sobel, Prewitt ve Robinson filtreleri arasında önemli bir fark bulunmazken, Frei-Chen filtresinde kenarlara olan tepkiler daha çok olduğundan parlaklık oranları biraz daha yüksektir [11], [12].

Yapılan deneylerde anlaşılmıştır ki, Şekil 42 ve Şekil 43'deki Sobel ve Prewitt filtreleri OD'nin tespitinde kullanılacak en uygun filtrelerdir.

Tablo 3. Optik diskin algılanması ve makula lokalizasyonu sonuçları

	Görüntü Sayısı	Optik Disk Lokalizasyonu (%)	Optik Disk kullanılarak makula lokalizasyonu (%)	Toplam Performans (%)
Sağlıklı Retina	30	100	100	100
Sağlıksız Retina	30	96.6	96.6	96.6
Toplam Performans	60	98.3	98.3	98.3

Kenar algılama ve dikey toplam histogram yöntemleri kullanılarak yapılan lokalizasyon işlemlerine ait performanslar Tablo 3'de verilmiştir. Burada görüldüğü gibi, sağlıklı retina görüntülerinde başarı oranı, 30 görüntü için %100 olmaktadır. Sağlıksız retinalarda ise filtrelemeden sonra drusenlerin oluşturduğu parlak kenarlardan kaynaklanan bir negatif etken vardır. Bu negatif etki, histogram çizilirken uygulanan eşikleme yöntemi yardımı ile ortadan kaldırılmıştır. Dolayısıyla %96,6'lık bir oranla başarı elde edilmiştir.

3.2. İstatistiksel Bölütleme Sonuçları

İstatistiksel dağılımlar yardımıyla bölütleme yönteminde, Karakteristik Temsil İmgesi (KTİ) denilen ve bir dokunun tüm istatistiksel özelliklerini içeren ve onu temsil edebilecek en küçük boyutlu doku parçası olarak nitelendirilen karenin boyutunun seçimi çok önemlidir. 2.4.1.1.'de anlatıldığı gibi KTİ'nin boyutunun optimum olması bölütleme başarısı için çok önem arz etmektedir. Uygulanılan bölütleme işlemlerinde KTİ'nin boyutu 9x9 ve 11x11 boyutunda kareler olarak belirlenmiştir. KTİ'nin boyutunun küçük olması, bölütlemenin damarlara yakın olan bölgelerde daha iyi sonuç vermesini sağlamaktadır.

Vurgulanması gereken önemli bir konuda dağılımların karşılaştırılması esnasında uygulanacak olan hata eşiği değeridir. Ortalamaların örtüşüp ve bu örtüşme noktasından itibaren histogram değerlerinin frekanslarının karşılaştırılmasıyla ortaya çıkan fark, belli bir hata eşiği altında değerlendirilmelidir. Karşılaştırma deneyleri sonucunda elde edilen bu fark normalize edilerek hata eşiği 10 olarak seçilmiştir.

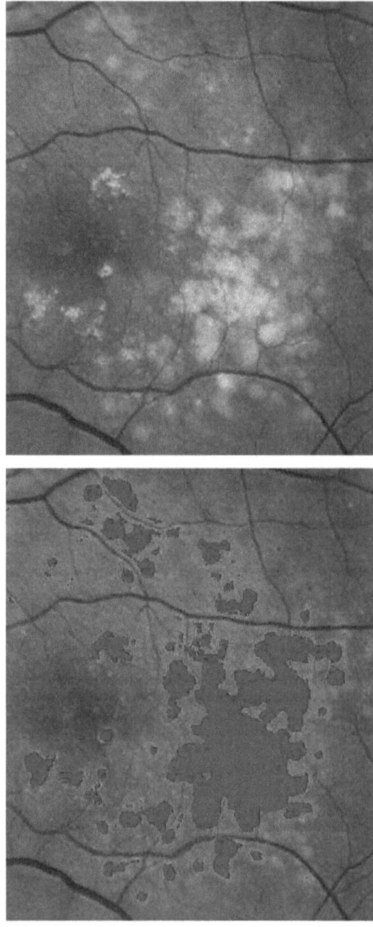

Şekil 46. İstatistiksel yöntemle bölütleme sonucu

Burada uygulanan yöntemin başarısını ölçmek için uzman oftalmologların el ile bölütledikleri referans görüntülerin olması gerekmektedir. Böylece, istatistiksel yöntem ve el ile bölütlenmiş görüntü karşılaştırılarak uygulanılan yöntemin başarı oranı ölçülebilir.

Küçük, belli bir geometrik şeklin olmaması ve olgunlaşmadan kaynaklanan parlaklık değeri farkları göz önüne alındığında drusenlerin elle bölütlenmesi oldukça zordur ve zaman almaktadır. Drusenlerin miktarına bağlı olarak 4 dakikadan 35 dakikaya kadar el ile bölütleme süreleri ölçülmüştür. Bu da otomatik bölütleme yönteminin avantajlarından biri olarak ön plana çıkmıştır. Otomatik bölütlemenin bir başka avantajı da drusenlerin olgunluk durumuna bağlı olarak parlaklık seviyelerinin değişmesinden kaynaklanan bölütleme hatalarını en aza indirmesidir. Burada kullanılan hata eşiğinin değiştirilmesiyle olgunluğa bağlı olarak farklılık gösteren drusenlerin bölütlenmesi kontrol altında olur.

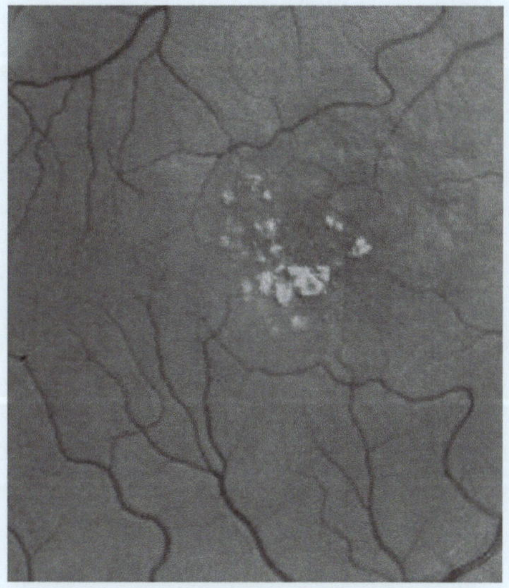

Şekil 47. YBMD hastalığının orijinal görüntüsü

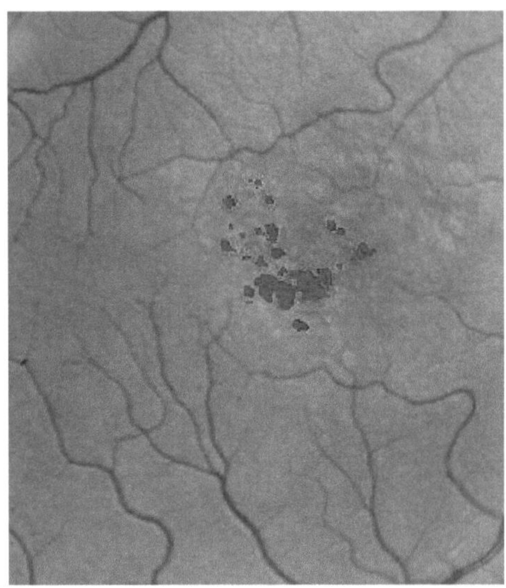

Şekil 48. YBMD hastalığının el ile bölütlenmiş görüntüsü

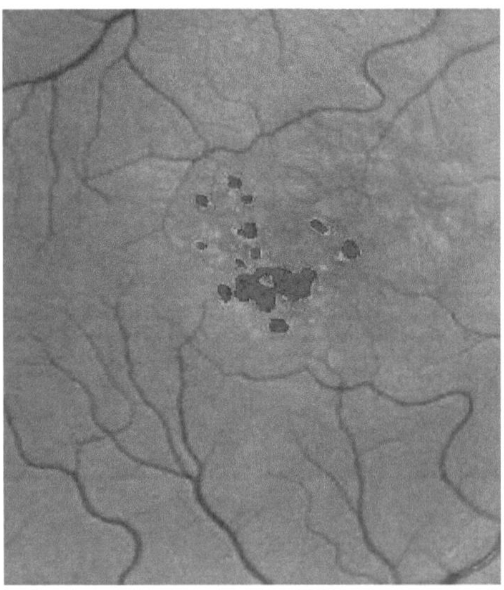

Şekil 49. YBMD hastalığının istatistiksel yöntemle bölütlenmiş görüntüsü

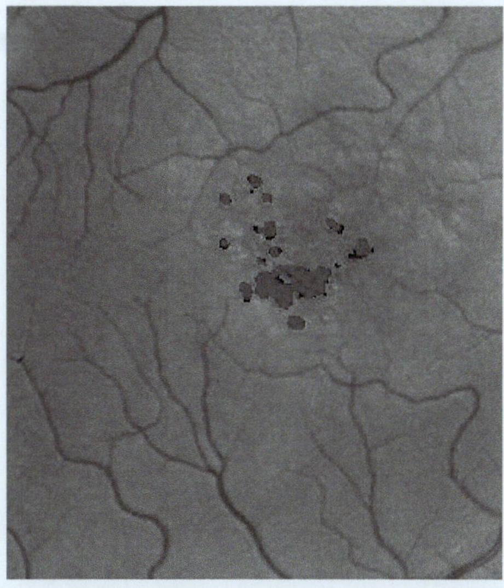

Şekil 50. YBMD hastalığının el ile ve istatistiksel yöntemle bölütleme karşılaştırması

İstatistiksel yöntemle bölütlenmiş görüntüler el ile bölütlenmiş resimlerle karşılaştırılarak Şekil 50'de de görüldüğü üzere farklı renkte gösterilmiştir.

Tablo 4. El ile ve İstatistiksel Yöntemlerle bölütleme sonuçlarının karşılaştırılması

	El ile Bölütleme	İstatistiksel Metot ile Bölütleme	Çakışmayan Alanlar	Çakışma yüzdesi (%)
Örnek Görüntü -1	441	379	62	%90,92
Örnek Görüntü -2	1199	1076	123	%89,74
Örnek Görüntü -3	4340	4183	157	%96,47
Örnek Görüntü -4	16989	15836	1153	%93,21
Örnek Görüntü -5	24156	25791	1635	%93,66
30 görüntü için ortalama	9576	8954	622	%93,50

3.3. Bölge Büyütme Yöntemi ile Bölütleme Sonuçları

Çalışmada uygulanılan bölge büyütme yöntemi ayrıntılı olarak 2.4.3.'de bahsedilmiştir. Bu yöntemde, tohum seçimi bölgesel olarak yapılıp, seçilen bölgenin ortalaması karşılaştırma için alınan referans tohum değeri olmuştur. Bölgeye dahil edilen her pikselin ile beraber ortalama yeniden hesaplanmıştır. Damarların ve drusen dışındaki diğer dokuların eliminasyonu, istatistiksel yöntemde de kullanılan karşılaştırma eşik değeri kullanılarak yapılmıştır.

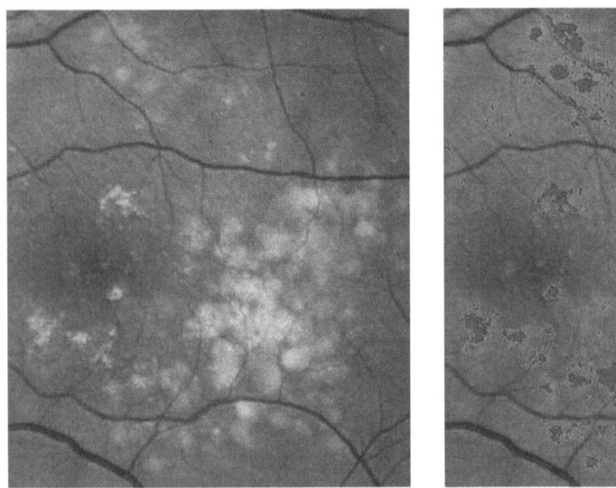

Şekil 51. Bölge Büyütme yöntemi ile bölütleme sonucu

Bölge büyütme yöntemi ile bölütlenmiş görüntülerin, referans bir görüntü ile karşılaştırılması için yine uzmanlar tarafından el ile bölütlenen görüntüler kullanılmıştır. Karşılaştırma sonuçları Şekil 55'de ve Tablo 5'de verilmiştir.

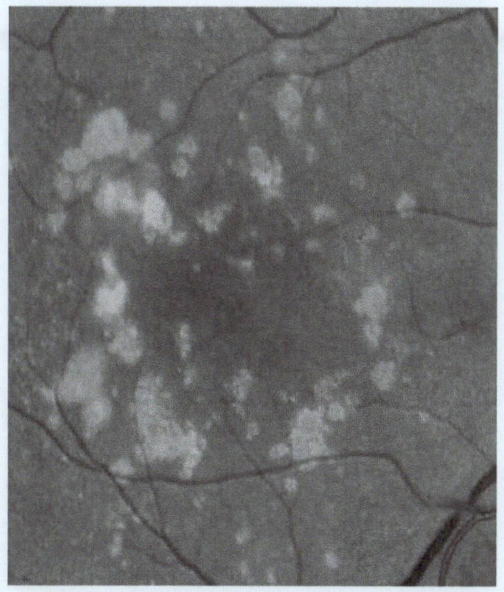

Şekil 52. YBMD hastalığının orijinal görüntüsü

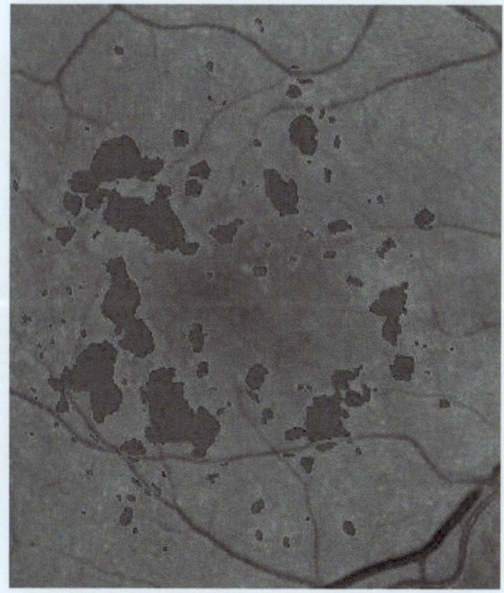

Şekil 53. YBMD hastalığının el ile bölütlenmiş görüntüsü

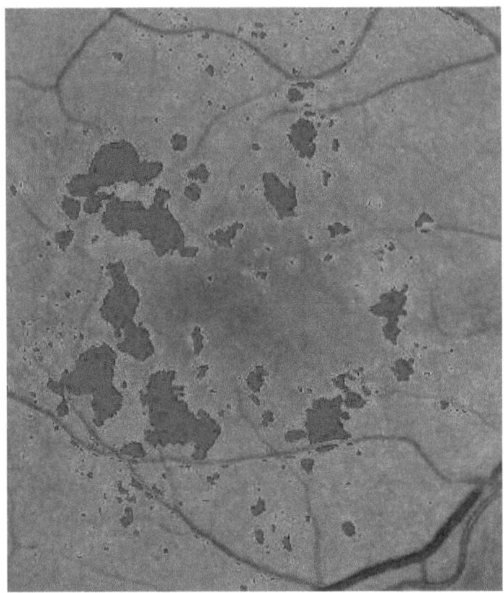

Şekil 54. YBMD hastalığının bölge büyütme yöntemi ile bölütlenmiş görüntüsü

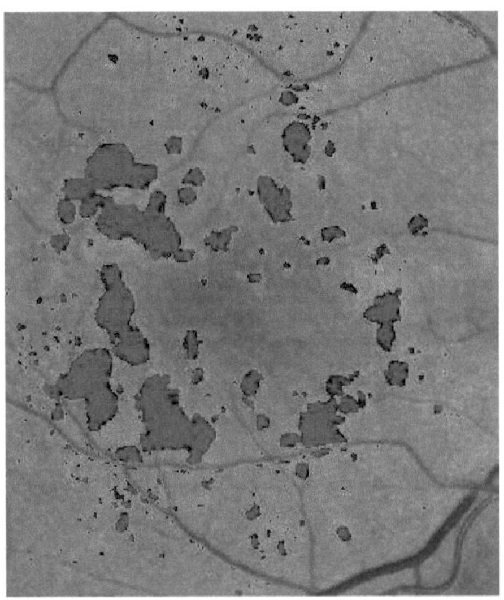

Şekil 55. YBMD hastalığının el ve bölge büyütme yöntemi ile bölütleme sonuçlarının karşılaştırılması

Tablo 5'de sonuçlar 30 resim için genelleştirilmiştir. Karşılaştırma yapabilmek için referans olarak uzmanlar tarafından drusenlerin el ile bölütlenmiş görüntüleri kullanılmıştır. Dolayısıyla el ile bölütleme olayının doğruluğu elbette ki başarı sonuçlarını etkilemektedir.

Tablo 5. El ve Bölge Büyütme Yöntemleri ile bölütleme sonuçlarının karşılaştırılması

	Elle Bölütleme	Bölge Büyütme ile Bölütleme	Çakışmayan Alanlar	Çakışma yüzdesi (%)
Örnek Görüntü -1	441	385	56	%87.30
Örnek Görüntü -2	1199	1328	129	%89.24
Örnek Görüntü -3	4340	4726	386	%91.11
Örnek Görüntü -4	16989	18072	1083	%93.63
Örnek Görüntü -5	24156	25376	1220	%94.95
30 görüntü için ortalama	9576	10335	759	%92.07

3.4. İstatistiksel ve Bölge Büyütme Yöntemlerinin Karşılaştırılması

İstatistiksel bölütleme yöntemi ile KTİ boyutundaki kare alanların dağılımları karşılaştırılarak, bölgesel bir bölütleme işlemi yapılmaktadır. Bölge büyütme yöntemi ise, seçilen tohum bölgenin ortalaması tohum değeri olarak kabul edilerek komşu piksellerin bu değerle karşılaştırılmasıyla uygulanmaktadır. Yani istatistiksel bölütleme yönteminde bölgesel, bölge büyütme yönteminde ise piksel bazında bölütleme yapılmaktadır. Dolayısıyla bu iki yöntem arasında bir fark beklenilebilir.

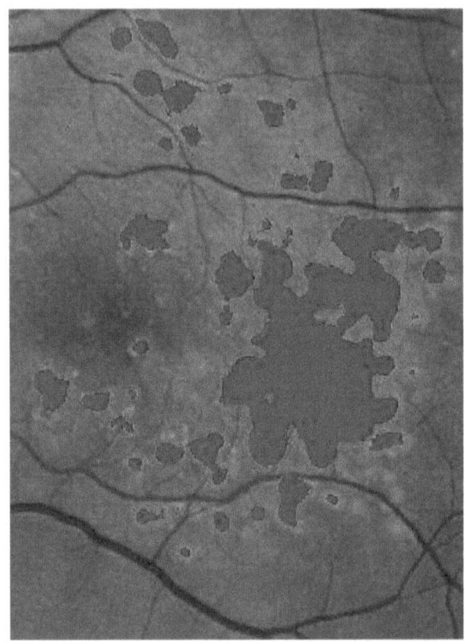

Şekil 56. YBMD’nin istatistiksel yöntemle bölütlemesi

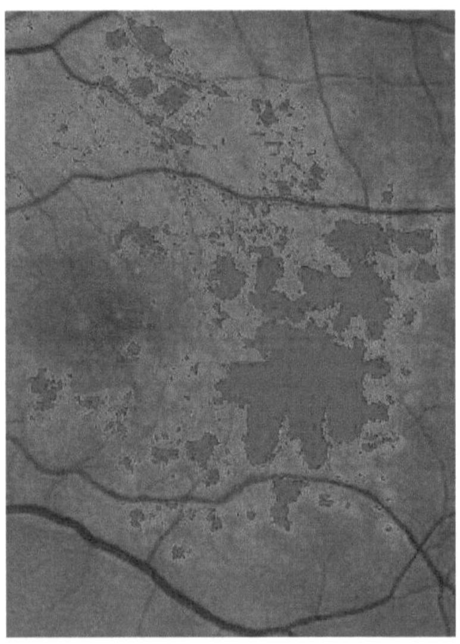

Şekil 57. YBMD’nin bölge büyütme yöntemli ile bölütlemesi

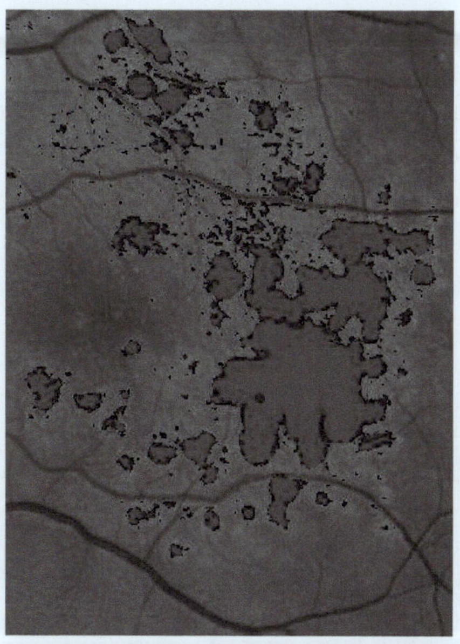

Şekil 58. YBMD istatistiksel ve bölge büyütme yöntemin bölütleme sonuçlarının karşılaştırılması

Şekil 58'de görüldüğü üzere, bölge büyütme yöntemi, istatistiksel yöntemden biraz daha farklı olarak bölütleme alanı daha geniş olmuştur. Şekil 58'de mavi renkli olan kenarlar bölge büyütme yönteminin bölütleme farkını göstermektedir. Bir başka deyişle, çok küçük drusenleri de bölütleme alanına dahil etmiştir. Bölütlemenin, el, istatistiksel ve bölge büyütme yöntemleri ile karşılaştırılma sonuçları Tablo 6'da verilmiştir.

Tablo 6. El, İstatistiksel ve Bölge Büyütme Yöntemleri ile bölütleme sonuçlarının karşılaştırılması

	Elle Bölütleme	İstatistiksel Bölütleme	Bölge Büyütme ile Bölütleme	İstatistiksel ve Bölge Büyütme
Örnek Görüntü -1	441	401	385	16
Örnek Görüntü -2	1199	1076	1328	-252
Örnek Görüntü -3	4340	4187	4726	-539
Örnek Görüntü -4	16989	15836	18072	-2236
Örnek Görüntü -5	24156	25791	25376	415
30 görüntü için ortalama	9576	8954	10335	-1381

3.5. YBMD'nun Zamana Göre Değişimi

Tıpta hastalara uygulanan tedavinin izlenmesi önemli bir süreçtir. Gerek ameliyatla müdahalelerde gerekse ilaç tedavilerinde hastalığın iyi ya da kötü yönde ne kadar bir değişikliğe uğradığının tespit edilip tedavi yönteminin veya miktarının yeniden belirlenmesi önem taşıyan bir süreçtir. YBMD hastalığının da zamana göre nasıl bir değişikliğe uğradığı bu çalışmada ölçülmüştür.

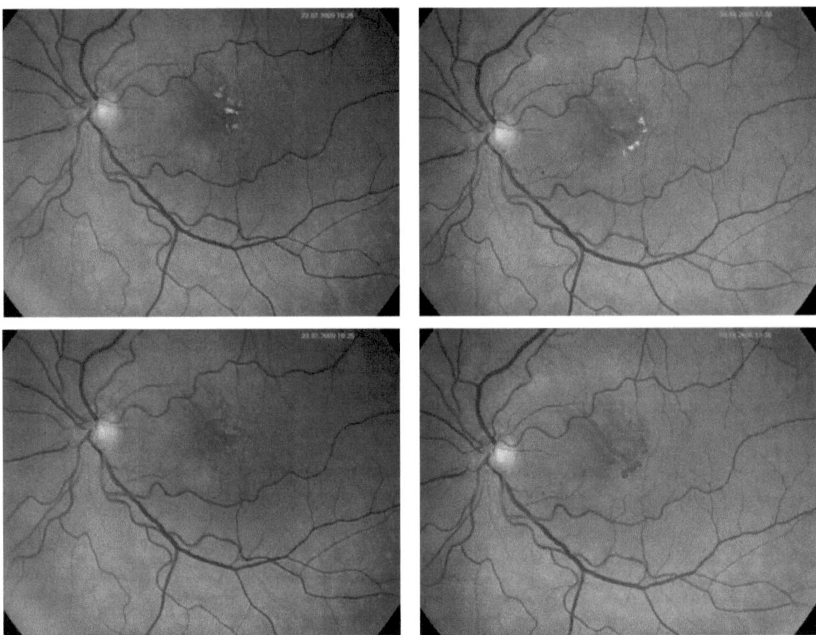

Şekil 59. YBMD hastalığının istatistiksel yöntem ile zamana göre değişiminin ölçümü

Şekil 59'da görülen görüntüler, bir hastanın birer yıl arayla alınmış retina görüntüleridir. Görüldüğü gibi dejenerasyonun şekli ve miktarı oldukça değişmiştir. Bu değişiklik miktarını sayısal olarak ortaya koymak oftalmologlar için önemli bir karar destek sistemi olabilir. Karşılaştırma verileri Tablo 7'de verilmiştir.

Tablo 7. YBMD hastalığının zamana göre değişimi

	1. Görüntü	2. Görüntü	Fark	Değişim (%)
1. Hasta	893	547	346	+38,74
2. Hasta	458	574	-116	-25,32
3. Hasta	823	987	-164	-19,92

Tablo 7'de verilen değişim yüzdeleri + veya – olarak değerlendirilmiştir. + olan değişim yüzdeleri hastalığın azaldığını, - olanlar ise zamana göre hastalık miktarında bir artış meydana geldiğini göstermektedir. Örneğin, 1. hastanın retinasındaki drusen miktarında zamana göre 346 piksellik bir azalma görülmüştür. Bu da hastanın ilk görüntüsündeki drusen miktarına göre %38,74 oranında bir azalma olduğunu göstermektedir. Ancak 2. hastaya bakıldığında 116 piksellik bir artış meydana gelmiştir. Burada, ilk görüntüye göre % 25,32 oranında bir artış olduğu sonucuna varılmaktadır.

4. İRDELEME

YBMD hastalığının bölütlenmesiyle ilgili literatürde fazla çalışma yoktur. Genellikle OD'nin lokalizasyonu ile ilgili çalışmalara yoğunluk verilmiştir. K. Rapantzikos ve M. Zervakis [23] YBMD hastalığı üzerinde 2001 yılında bir çalışma yapmışlardır. Yazarlar, öncelikle görüntü işlemede ön işleme ile iyileştirme ve detay çıkartma yöntemleri kullanmışlardır. İyileştirme yöntemlerinden çok seviyeli histogram eşitleme yöntemi kullanarak bölütleme kalitesinin artırılması amaçlanmıştır. Daha sonra retina görüntüsüne global eşikleme uygulanmış ve drusenlerin parlaklığına benzer bir çok yapının da bölütlendiği görülmüştür. Bu problemi çözebilmek için ise, lokal eşikleme yöntemi olan Histogram Uyarlamalı Eşikleme yöntemi kullanmışlardır. Burada lokal eşikleme yöntemi, deneylerle sabit bir değer seçilerek makula bölgesine uygulanmıştır. Çalışmanın sonunda ise medyan filtresinden geçirilmiş retina görüntüsüne Otsu eşikleme algoritması uygulanarak karşılaştırma yapılmıştır. Fakat sonuçlara bakıldığında, görüntülerdeki damarların eliminasyonu tam olarak yapılamamıştır [23].

Bu çalışmada ise, dikey kenar algılama filtreleri yardımıyla tespit edilen OD kullanılarak, makula bölgesi otomatik olarak lokalize edilmiştir. Tespit edilen makula bölgesinde sağlıklı alanların istatistiksel dağılımlarından faydalanılarak damarlar da dâhil olmak üzere bölütleme gerçekleştirilmiştir. Bu çalışmada, damarların eliminasyonu basit hesaplama yükü olmayan eşikleme yöntemi kullanılarak başarılı biçimde gerçekleştirilmiştir.

5. SONUÇLAR

YBMD hastalığının bölütlenmesi için değişik görüntü işleme yöntemlerinden faydalanılmıştır. YBMD hastalığına ait drusenlerin bulunduğu makula bölgesi otomatik olarak lokalize edilmiştir. Makula bölgesinin lokalizasyonu için optik disk referans bölge olarak kullanılmıştır. Bu amaçla, öncelikli olarak optik diskin tespiti ilk aşama olarak ele alınmıştır. Optik diskin tespiti için, dikey kenar algılama filtrelerinden Sobel ve Prewitt filtreleri kullanılmıştır. Filtrelenmiş görüntünün dikey toplam histogramı hesaplandığında, optik disk üzerinde bulunan damarların oluşturduğu parlak kenarlar, histogram üzerinde bir maksimum bölge oluştururlar. Bu histogram kullanılarak optik diskin dikey konumu belirlenebilir. Uygulanan bu yöntemde sağlıklı retina görüntülerinde optik diskin dikey konumunun bulunmasında %100'lük bir başarı oranı yakalanmıştır. Sağlıksız olan retina görüntülerinde ise filtreleme sonucunda drusenlerin oluşturduğu parlak kenarlar dikey toplam histogramda istenmeyen maksimum noktalar oluşturabilmektedir. Bu da optik diskin dikey koordinatlarının bulunmasında yanlış sonuçlar verebilmektedir. Bu problem de eşikleme yöntemi kullanılarak çözülmüştür. Eşikleme yöntemi yardımıyla optik disk etrafında bulunan damarların parlaklık değerleri süzülerek histogramda sadece bu bölgeye ait değerler hesaplanmıştır. Eşikleme yöntemi ile yapılan optik diski tespitinde %96,6 oranında başarı elde edilmiştir. Optik diskin bulunmasından sonra makula bölgesi sabit geometrik özellikler kullanılarak lokalize edilmiştir. Lokalize olan makula bölgesi üzerinde istatistiksel dağılımların karşılaştırılması yöntemi kullanılarak bölütleme uygulanmış ve el ile bölütlenmiş drusenli görüntülerle karşılaştırılmıştır. Karşılaştırma sonucunda genel olarak % 93,5 civarında bir başarı elde edilmiştir. Bu başarım oranı uzman oftalmologların el ile bölütlemelerine bağlıdır. Burada uygulanan otomatik istatistiksel bölütleme yöntemi sonucu, el ile bölütlemeden daha kolay, daha az zaman harcanarak, daha doğru ve objektif sonuçlar elde edilmiştir.

YBMD'na ait drusenlerin tespitinde kullanılan ikinci bir yöntemde bölge büyütme yöntemidir. Bölge büyütme yöntemi bir tohum seçilerek piksellerin karşılaştırılması yöntemiyle bölütleme yapmaktadır. Bu sebeple, istatistiksel bölütleme yöntemiyle bölütlenmiş alan farkları vardır. Bölge büyütme yöntemiyle yapılan bölütleme sonuçlarının el ile bölütlenmiş görüntülerle karşılaştırılması sonucu genel olarak % 92 oranında bir başarı oranı yakalanmıştır. Burada yine uzmanların el ile bölütleme sonuçlarının doğruluğu göz önünde bulundurmak gerekir.

Yapılan çalışmalarda, istatistiksel bölütleme ve bölge büyütme yöntemiyle bölütleme arasında ki başarı oranları da irdelenmiştir. El, istatistiksel ve bölge büyütme yöntemiyle bölütleme oranları karşılaştırılmış ve genel olarak bölge büyütme yönteminin % 2'lik oranda bir başarı farkı bulunmuştur. Bunu sebebi de bölge büyütme yönteminin piksel bazında bölütleme yapmasından kaynaklanmıştır.

İstatistiksel yöntemle bölütleme işlemi, kenar algılama filtresinin uygulaması, makula lokalizasyonu, sağlıklı dokuların bölütlenmesi ve tersinin alınması adımlarıyla gerçekleştirilmiştir. Tüm bu işlemler ortalama 19 saniye sürmüştür.

Bölge büyütme yöntemiyle bölütleme işleminin adımlarını kenar algılama filtresinin uygulaması, makula lokalizasyonu, seçilen tohumdan itibaren bölge büyütme işleminin uygulaması ve görüntünün tersinin alınması olarak sıralayabiliriz. Tüm bu işlemler ise ortalama 9 saniye sürmüştür.

6. ÖNERİLER

Retina görüntüleri elde edilirken çözünürlüğü yüksek sayısal fotoğraf makineleri (D-SLR) kullanılmaktadır. Fakat bu görüntülerin yüksek çözünürlükte ve kaliteli olmaları depolama dezavantajını ortaya çıkarmaktadır. Bundan dolayı görüntüler jpeg formatında ve 760x570 boyutunda saklanmaktadır. Bu yüzden bazı detay ve renk kayıpları oluşmaktadır. Bu da görüntü işlemeyi olumsuz etkileyebilmektedir. Veri kaybı az olan bitmap (bmp) görüntülerde daha iyi sonuç alınabilir.

Dikey kenar filtreleri yardımıyla oluşturulan dikey toplam histogramı kullanarak optik diskin bulunduğu dikey konum tespit edilmiştir. Literatürde retina görüntüleri üzerindeki birçok çalışma, damar ve optik disklerin tespiti ile ilgilidir. Optik diskin bulunması ile ilgili Hough Transformasyonu, damarların geometriksel yapısı veya yapay sinir ağları kullanılarak retina üzerinde tam olarak bölütlenebilir.

Bazı çalışmalarda eşikleme yöntemi ile bölütleme yapılmaktadır. Eşikleme yöntemi sağlıksız retina görüntülerinde hatalı sonuçlar verebilir. Bunun nedeni ise, optik diskin şekilsel ve parlaklık özellikleri, hastalıklar sonucu oluşan lezyonlar ile aynı özelliklere benzer olabilmektedir. Örnek verilecek olursa YBMD hastalığı sonucu ortaya çıkan drusen denilen sarı parlak yapılar, optik diskin belli bir bölümüyle aynı istatistiksel özelliklere sahip olabilir. Dolayısıyla drusenlerle beraber optik diskte bölütleme alanına girerek yanlış pozitif sonuçlar doğurabilir. Bu problemin aşılabilmesi için optik diskin eliminasyonun yapılması şarttır.

YBMD hastalığının bölütlenmesindeki başarının arttırılması için, bölütleme işleminin yapılacak olduğu makula bölgesinin lokalize edilmesi gerekmektedir. Lokalizasyon sonucunda bölütlemeyi olumsuz etkileyebilecek yapılar elimine edilmiş olur.

Retina üzerindeki bölütleme işlemlerinde bölge büyütme yöntemi kullanılacaksa, seçilen tohum tek bir piksel değil de, bir bölge ortalaması olarak seçilmesi daha doğru sonuçlar verecektir. Çünkü retina dokusu üzerinde farklı parlaklık dağılımları mevcuttur. Bölge büyütme yöntemi ile bölütleme yapılırken, bölgeye dahil edilen yeni pikselin ortalamaya katılarak ortalamanın yeniden hesaplanarak adaptif bir sistem kullanılması bölütleme performansını artıracaktır.

Literatürde retina üzerine bulunan çalışmaların hepsi iki boyutlu görüntüler üzerindedir. Gelecekteki çalışmalarda retinanın üç boyutlu modellemesi ile ilgili algoritmalar üzerine çalışılması hedeflenmiştir. Üç boyutlu modelleme sonucu özellikle damarlar üzerinde tıkanıklık ve tıkanıklığa yol açabilecek problemlerin teşhisi rahatlıkla yapılabilir. Bu amaçla, yeni geliştirilen Optik Koherens Tomografi cihazlarından alınan üç-boyutlu görüntülerin kullanılması düşünülmektedir.

7. KAYNAKLAR

1. http://saglik.tnn.net/altbolumler.asp?SecID=13&SubID=100, Gözün Yapısı ve Çalışması 12 Mayıs 2007.

2. Yahya H., Gözdeki Mucize, Global Kitap, İstanbul, Aralık 2000.

3. http://www2.bayar.edu.tr/baristoprak/mkldej.html Yaşa Bağlı Makula Dejenerasyonu, 15 Mayıs 2007.

4. http://www.nei.nih.gov/health/maculardegen/armd_facts.asp The National Eye Institute (NEI), Age-Related Macular Degeneration, 05 Haziran 2007.

5. Alberti, W.E., Richard, G., Sagerman, R.H., Age-Related Macular Degeneration, Springer First Edition, Hamburg, November 27, 2000.

6. http://www.goruntuisleme.org/index.php?option=com_content&task=view&id=39&Itemid=2 Görüntü İşlemenin Temel Basamakları, 06 Haziran 2007.

7. Boyle R. and Thomas R., Computer Vision: A First Course, Blackwell Scientific Publications, Oxford, 1988.

8. Gonzalez R. C., Woods R.E., Digital Image Processing (2nd Edition), Prentice Hall, New Jersey, 2002.

9. Efford, N., Digital Image Processing : A Practical Introduction Using Java, Addison-Wesley, 2000.

10. Türkoğlu, İ., Örüntü Tanıma Sistemleri (Ders Notları), Fırat Üniversitesi, Elektronik ve Bilgisayar Eğitimi Bölümü, Elazığ, 2003.

11. William, K.P., Digital Image Processing: PIKS Inside, Third Edition., John Wiley & Sons, Inc., Los Altos, California, 2001.

12. Sonka, M., Hlavac, V. ve Boyle, R., Image Processing, Analysis and Machine Vision, Chapman and Hall Computing, 1993.

13. Pavlidis T. ve Liow Y.T., Integrating Region Growing and Edge Detection, IEEE Transactions on Pattern Analysis and Machine Intelligence, 12,3 (1990) 225-233.

14. Pitas I. ve Venetsanopoulos A. N., Nonlinear Digital Filters: Principles and Applications, Kluwer Academic, 1990

15. Osareh, M. Mirmehdi, B. Thomas, and R. Markham, Comparison of color spaces for optic disc localization in retinal images, 16th IEEE Int. Conf. Pattern Recognition, 1 (2002) 743 – 746.

16. Sinthanayothin C., Boyce J. F., Cook H. L., Williamson T. H., "Automated Location of the Optic Disk, Fovea, and Retinal Blood Vessels from Digital Colour Fundus Images", British Journal of Ophthalmology, 83,8 (1999) 902 – 910 .

17. Mendels F., Heneghan C., Harper P. D., Reilly R. B., and Thiran J.-Ph., Extraction of the optic disk boundary in digital fundus images, 1st Joint BMES/EMBS Conf., (1999) 1139.

18. Li H. and Chutatape O., Automatic location of optic disk in retinal images, IEEE-ICIP, 2 (2001) 837 – 840.

19. M Lalonde., Beaulieu M. and Gagnon L., Fast and robust optic disk detection using pyramidal decomposition and Hausdorff-based template matching, IEEE Trans. Med. Imag., 20 (2001) 1193 – 1200.

20. Niemeijer M., Ginneken B. and Haar F., Automatic detection of the optic disc, fovea and vascular arch indigital color photographs of the retina, Proceedings of the British Machine Vision Conference, 109-118, 2005.

21. Walter T., Klein J. C., Massin P. and Erginay A., A contribution of image processing to the diagnosis of diabetic retinopathy—Detection of exudates in color fundus images of the human retina, IEEE Trans. Med. Imag., 21 (2002) 1236 – 1243.

22. Hart W. E., Cote B., Kube P., Goldbaum M. and Nelson M., Automatic Segmentation and Classification of Objects in Retinal Images, Computer Science and Enginering University of California, San Diego, Haziran 24, 1994.

23. Rapantzikos, K. and Zervakis, M., Nonlinear enhancement and segmentation algorithm for the detection of age-related macular degeneration (AMD) in human eye's retina, Image Processing, 2001. Proceedings. 2001 International Conference , 3 1055 – 1058, Oct. 2001.

24. Köse C., Fully automatic segmentation of coronary vessel structures in poor quality X-ray angiograms images, Springer: Lecture Notes in Compute Science, Vol. LNCS 4109, 72-82, 2006.

25. Song JT, Chi ZR and Wang ZY., Locating human eyes using edge and intensity information, Lecture Notes in Computer Science, 3645 (2005) 492-501.

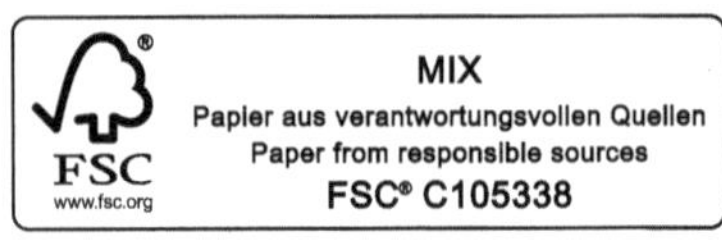

Printed by Books on Demand GmbH, Norderstedt / Germany